>>> 护理学实践能力训练教程

# 药理学
# 实验与学习指导

主编　高华山　邱渊皓

郑州大学出版社

**图书在版编目(CIP)数据**

药理学实验与学习指导 / 高华山,邱渊皓主编. — 郑州:郑州大学出版社,
2022.9(2023.7 重印)

护理学实践能力训练教程

ISBN 978-7-5645-8799-4

Ⅰ. ①药… Ⅱ. ①高… ②邱… Ⅲ. ①药理学 - 实验 - 医学院校 - 教学
参考资料 Ⅳ. ①R96-33

中国版本图书馆 CIP 数据核字(2022)第 099651 号

**药理学实验与学习指导**

YAOLIXUE SHIYAN YU XUEXI ZHIDAO

| | | | | |
|---|---|---|---|---|
| 策划编辑 | 陈文静 | | 封面设计 | 苏永生 |
| 责任编辑 | 张彦勤 | | 版式设计 | 苏永生 |
| 责任校对 | 薛 晗 | | 责任监制 | 李瑞卿 |

| | | | | |
|---|---|---|---|---|
| 出版发行 | 郑州大学出版社 | | 地 址 | 郑州市大学路 40 号(450052) |
| 出版人 | 孙保营 | | 网 址 | http://www.zzup.cn |
| 经 销 | 全国新华书店 | | 发行电话 | 0371-66966070 |
| 印 刷 | 郑州印之星印务有限公司 | | | |
| 开 本 | 787 mm×1 092 mm 1 / 16 | | | |
| 印 张 | 11.75 | | 字 数 | 280 千字 |
| 版 次 | 2022 年 8 月第 1 版 | | 印 次 | 2023 年 7 月第 2 次印刷 |
| 书 号 | ISBN 978-7-5645-8799-4 | | 定 价 | 33.00 元 |

# 编委会

主　编　高华山　邱渊皓

副主编　陈　秋　张　磊

编　者　(以姓氏笔画排序)

毛东东　代红梅　李玖零

杨召聪　邱渊皓　张　磊

张利芳　张艳峰　陈　秋

范卫卫　高华山

# 前　言

为了进一步推动高等学校实验教学改革,促进优质教学资源整合与共享,加强学生动手能力、实践能力和创新能力的培养,更好地满足推动我国经济社会发展和创新型国家建设的需要,在积极总结实践教学经验、凝练优质实验教学资源、加强实验教学研究的基础上,不断创新实验教学改革新思路,以转变教育思想、更新教育理念为先导,以教学内容和课程体系改革为核心,以培养应用型创新人才为目标,紧密围绕"坚持以学生为本、强化实践能力、培养自主创新"的实验教学理念开展实验教学改革,围绕应用型精准发力,建设该实验教材,以期进一步提高该专业的教学质量。

实验教材是实验教学的基础,也是实验教学改革的载体,其质量的好坏、水平的高低直接影响着学生的培养质量。为顺应高等医学教育实验教学改革的创新要求,在认真、细致、充分调研的基础上,在国家级实验教学示范中心医学组专家和部分示范院校领导的指导下,郑州大学出版社组织了全国部分医药院校和医院的 11 位老师编写了这套全国高等医药院校国家级实验教学示范中心"十四五"规划教材。在教材编写过程中,全体主编和参编人员进行了充分的研讨和细致的分工,确保了本套教材的编写质量。供高等医学院校药学、护理学、医学检验、医疗美容、康复治疗技术、临床医学、口腔医学等医药及相关专业学生学习和教师教学应用。

本教材在传统实验教材的基础上,结合医学院校的实验教学实际,组织相关专家和教学经验丰富的实验人员修订了实验教学大纲,增加了综合性、设计性实验项目。编写体系和编写内容均有所创新,主要有以下亮点。①内容具有层次性:依次为基本技能训练→综合型实验→创新型实验(以 OBE 为导向的实验)。②重点突出,实验项目难易兼顾,既有传统的定性实验,又有定量实验;既有整体实验,又有离体实验。③体现前瞻性和先进性:既体现学科内涵和实验内容的更新,又有反映新技术、新方法、新设备的现代实验技术和手段。④强调学生的自主性,加强创新能力培养。

根据本学科和相关学科的发展,本教材补充了更新的学科理论与实践发展的新成果,同时也得到了部分兄弟院校的大力支持与高度关注,在此,向所有参与本教材编写、审核和提出建议、意见的专家、学者以及郑州大学出版社表示感谢!我们衷心希望本教材能为高等医药院校实验教学体系改革做出应有的贡献,并能为其他院校的实验教学提供有益的借鉴和参考。

虽经反复审校,教材中仍难免存在纰漏和不当之处,敬请广大师生和读者朋友予以斧正,以便再版时完善。

编者

2022 年 6 月

# 目　录

# 药理学实验基本知识

## 一、药理学实验课的目的和要求

### (一)实验目的

药理学实验课的目的在于通过实验,使学生掌握药理学实验的基本方法,了解获得药理学知识的科学途径,验证药理学中的重要理论,更牢固地掌握药理学的基本概念和基本知识。

药理学实验课更高层次的目的是培养学生的能力,实验课是培养学生发现问题、分析问题和解决问题能力的重要课程。几乎所有的药理学知识都是通过有目的的科学实验而得到的。

我们上实验课,就是要了解我们的前辈科学家们是怎样提出问题、分析问题并最终设计出科学的实验来验证或解决问题。也就是说,我们上实验课的目的是教会学生一种方法,一种科学的方法,一种获取知识的新手段。能否通过实验课培养学生发现问题、分析问题和解决问题的能力,是我们实验课成败的关键。对学生来说,能否通过实验课培养自己严肃认真和实事求是的科学态度,使自己具有初步的科研能力,是自己能否成才的关键。

### (二)实验要求

1. 实验前

(1)仔细阅读"实验指导",了解实验目的、要求、方法和操作步骤,领会其设计原理。

(2)对实验中所用的药物,要了解其药理作用,并知道该药在本实验中的意义,预测动物用药后可能出现的药理现象。

(3)结合实验内容,复习有关药理学和生理学等方面的理论知识。

2. 实验过程中

(1)实验器材准备妥善,安装正确。

(2)严格按照实验指导步骤进行操作,准确计算药量,防止出现差错。

(3)严格按照实验动物操作方法进行动物的捕持、固定、给药等,防止咬伤。

(4)认真、细致地观察实验过程中出现的现象,准确记录药物反应的时间、现象及过程,联系课堂讲授内容进行思考。

(5)注意节约实验材料。

3. 实验后

(1)及时整理实验结果,保存好原始记录,并撰写实验报告。

(2)清洁实验器材,保持室内卫生,存活或死亡的动物分别送至规定地点。

## 二、药理学实验结果的整理和实验报告的撰写

整理实验结果和撰写实验报告,是培养学生观察能力和综合分析能力的重要方法,对自己所完成的实验进行科学总结,是实验课最重要的目的之一。通过认真、科学地总结,我们对实验过程由感性认识上升到理性认识,明确实验证明的问题及取得的成果,讨论实验中尚未解决的问题或发现的新问题,以及实验设计中或操作中的优缺点等。实验报告反映了学生的实验水平及理论水平,实验报告也是向他人提供研究经验及供日后查阅的重要资料,为学生毕业后开展科研工作打下了良好的基础。

### (一)实验结果的整理

实验结束后应对原始记录进行整理和分析。药理实验结果有计量资料(如血压、心率、瞳孔大小、体温变化、生化测定数据和作用时间等)、计数资料(如阳性反应或阴性反应、死亡或存活数量等)、描记曲线、心电图、脑电图、照片和现象记录等。凡属计量资料和计数资料的,均应以恰当的单位和准确的数值做定量表示,不能笼统提示,必要时应做统计处理,以保证结论有较好的可靠性,尽可能将有关数据列成表格或绘制成统计图,使主要结果有重点地表达出来,以便阅读、比较和分析。做表格时,要设计出能反映动物变化的记录表,记录单个动物的表现时,一般将观察项目列在表内左侧,自上而下逐项填写,而将实验中出现的变化,按照时间顺序,由左至右逐格填写。将多个或多组动物实验结果统计时,一般将动物分组的组别列于表左,而将观察记录逐项列于表右。绘图时,应在纵轴和横轴上画出数值刻度,标明单位。一般以纵轴表示反应强度,横轴表示时间或药物剂量,并在图的下方注明实验条件。如果不是连续性变化,也可用柱形图表示。凡有曲线记录的实验,应及时在曲线图上标注说明,包括实验题目,实验动物的种类、性别、体重、给药量和其他实验条件等。对较长的曲线记录,可选取有典型变化的段落,剪下后粘贴保存。

这里需要注意的是必须以绝对客观的态度来进行裁剪工作,预期内的结果或预期外的结果,均应留样。

### (二)实验报告的撰写

每次实验后应撰写报告,提交教师进行批阅。实验报告要求结构完整、条理分明、用词规范、详略得宜、措辞注意科学性和逻辑性。一般包括下列内容。

1. 实验题目　一般应包括实验动物、实验药物、实验主要内容等。如"普萘洛尔对麻醉犬的降压作用分析""普鲁卡因肌内注射对小鼠局部麻醉(局麻)作用及中毒抢救""奎尼丁抗电诱发的蛙心心律失常的作用"等。

2. 实验目的　说明本次实验的目的。

3. 实验方法　当完全按照实验指导上的步骤进行时,也可不再重述,或者简单描述,

如果实验方法临时有所变动,或者发生操作技术方面的问题,影响观察的可靠性时,应作简要说明。

4. 结果与分析　实验结果是实验报告中最重要的部分,需保证其绝对真实性。应随时将实验中观察到的现象在草稿本上记录,实验告一段落后,应立即进行整理,不可单凭记忆或长时间搁置后再做整理,否则易致遗漏或差错。实验报告上一般只列归纳和整理后的结果。讨论应针对实验中所观察到的现象与结果,联系课堂讲授的理论知识,进行分析。

5. 讨论　讨论不能离开实验结果去空谈理论,要判断实验结果是否达到预期。如果属于非预期,应该分析其可能的原因。讨论的描述一般是:首先描述在实验中所观察到的现象,然后对此现象提出自己的看法或推论,最后参照教科书和文献资料对出现这些现象的原因进行分析,如实验观察到用药后动物出现了什么现象,提示了该药可能具有什么药理作用,文献曾报道该药可对什么受体有作用。因此,可初步推测该药的这种药理作用可能与其作用于什么受体有关。

6. 结论　实验结论是从实验结果中归纳出来的概括性判断,也就是对本实验所能说明的问题、验证的概念或理论的简要总结。结论中不再重述具体结果,未获证据的理论分析不能写入结论。

## 三、药理学动物实验的基本操作技能

### (一)常用实验动物的种类及特点

1. 小白鼠　小白鼠属哺乳纲,啮齿目,鼠科(图 1-1)。其温顺易捉,繁殖力强,价格低廉,对实验动物同种、纯种、性别和年龄的要求比较容易满足,生活条件也容易控制,因此是药理学实验中最常用的动物,特别适用于需要大样本的实验,如药物筛选、药物半数致死量($LD_{50}$)的测定等。小白鼠对多种疾病有易感性,可以复制多种疾病模型,如癌症、肉瘤、白血病、血吸虫病、败血症、癫痫、药物依赖性、痴呆症等。

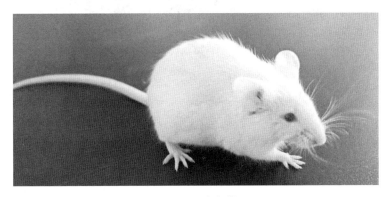

图 1-1　小白鼠

2. 大白鼠　大白鼠亦属哺乳纲,啮齿目,鼠科,受惊时具有攻击性,易对实验者造成伤害,应注意防护(图1-2)。大白鼠也可用于多种实验和复制多种动物模型,如复制水肿、炎症、缺氧、休克、发热、胃溃疡、高血压以及肾衰竭等动物模型;大白鼠的垂体-肾上腺功能很发达,常用来做应激反应、肾上腺及垂体等内分泌功能实验。大白鼠的高级神经活动发达,因此,也广泛用于脑功能定位、神经元细胞外记录等实验中。

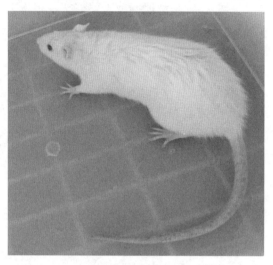

图1-2 大白鼠

3. 家兔 家兔属哺乳纲,啮齿目,兔科(图1-3)。其特点是性情温顺,易于饲养。常用于与呼吸功能、泌尿功能、心血管功能有关的实验中,如呼吸运动的调节及呼吸衰竭的处理、血压的调节和心力衰竭的处理等。因家兔对致热源敏感,故常用于研究解热药和检查热源。此外,因家兔耳朵又长又大,血管清晰,便于静脉注射和采血,故也广泛用于药物的血管刺激性及溶血性的研究。

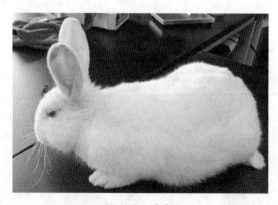

图1-3 家兔

4. 豚鼠 豚鼠又称天竺鼠,荷兰猪,属哺乳纲,啮齿目,豚鼠科。其特点是性情温顺,对组胺和结核分枝杆菌敏感。常用于复制哮喘、组胺过敏、结核病模型,以研究平喘药、抗组胺药以及抗结核药的作用。也用于药物安全性实验中的全身主动过敏性试验。

5. 猫　猫属哺乳纲,食肉目,猫科(图1-4)。与兔相比,猫对外科手术的耐受性强,血压相对稳定,但极具攻击性。常用于去大脑僵直、下丘脑功能以及血压方面的实验。

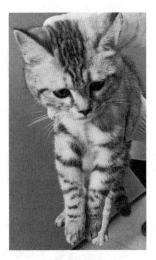

图1-4　猫

6. 狗　狗常用于观察动物对冠状动脉血流量的影响、心肌细胞电生理研究、降压药及抗休克药的研究等;经过训练,可与人合作,很适用于慢性实验,如条件反射实验。狗的体形大,对手术的耐受性较强,常用于其他小动物不易进行的手术中,如胃瘘、肠瘘、膀胱瘘、胆囊瘘以及冠状动脉结扎等。在进行临床前长期毒性实验中,狗是常用动物。

7. 牛蛙和蟾蜍　牛蛙,属蛙科,因其叫声洪亮酷似牛而得名(图1-5)。牛蛙的形态特征:牛蛙体大粗壮,重达1 kg。体背绿棕色,腹部灰白色,雄蛙咽部体形与一般蛙相同,但个体较大,最大个体可达2 kg以上。牛蛙的营养价值高,饲养量大,用作实验材料符合21世纪低碳的主题;牛蛙的某些生理活动与哺乳动物相似,是理想的替代品。一般用于坐骨神经–腓肠肌标本与坐骨神经标本的制备、牛蛙心室肌的期前收缩和代偿间歇、牛蛙离体心脏灌流等实验。

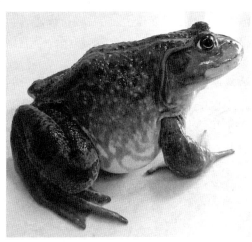

图1-5　牛蛙

蟾蜍属于两栖纲,无尾目。由于进化较低,其离体标本(如心脏、腓肠肌等)能在较长时间内保持着自律性和兴奋性,蟾蜍容易获得且价格便宜,故经常被用于研究药物对心脏的影响、反射弧分析以及肌肉收缩等实验中。

## (二)常用实验动物的捉持法

1. 小白鼠

(1)双手捉持法:右手提鼠尾,放在鼠笼盖或其他粗糙面上,向后方轻拉鼠尾,使小白鼠前肢固定在粗糙面上。迅速用左手拇指和示指捏其双耳间颈背部皮肤,无名指、小指和掌心夹其背部皮肤和尾部,便可将小白鼠牢固捉持(图1-6 左)。

(2)单手捉持法:在双手熟练的基础上可进行单手法捉持,小白鼠置于笼盖上,先用左手示指和拇指抓住鼠尾,后手掌尺侧和小指夹住鼠尾,顺势用手背压住小白鼠背部,使其不能回头,然后左手拇指与示指捏住颈部皮肤(图1-6 右)。

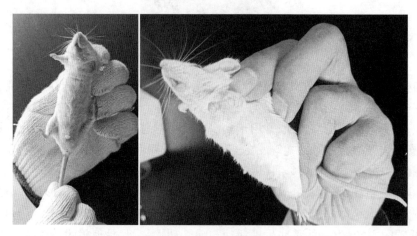

图1-6　小白鼠捉持法(左:双手捉持;右:单手捉持)

2. 大白鼠　大白鼠容易激怒咬人,捉持时应戴防护手套或者用厚布盖住大鼠。先用右手抓住鼠尾,放在粗糙物或者大白鼠笼盖上,向后轻拉鼠尾,再用左手拇指和示指握住头部,其余手指与掌部握住背部和腹部,使其头、颈、腹呈一条直线。注意不要捏其颈部,以防用力过大、过久,导致其窒息死亡(图1-7)。

3. 家兔　家兔比较容易驯服,一般不会咬人,但脚爪较尖,应避免被抓伤。一只手抓住兔颈背部皮肤(抓得面积越大,其侧重点越分散),将兔轻轻提起,另一只手托住其臀部,使兔呈蹲坐姿势(图1-8)。切不可用手握持家兔双耳将其提起。

4. 豚鼠　豚鼠性情温和,不咬人,抓取幼小豚鼠时用手轻轻握住身体即可;对体形较大的或怀孕的豚鼠,先用手掌迅速扣住鼠背,抓住其肩胛上方,以拇指和示指环握颈部,另一只手拖住其臀部。

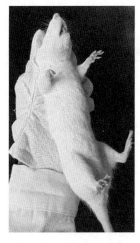 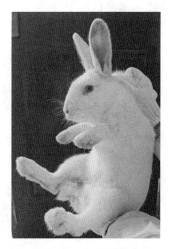

图1-7 大白鼠捉持法　　　　图1-8 家兔捉持法

5. 猫 抓取猫时应戴好防护手套,轻声呼唤,慢慢将手伸入猫笼,轻抚猫头、颈和背部,一只手抓住其颈背部皮肤,另一只手抓住其腰背部。性情凶暴的猫可用布袋或网套捉持,操作中应防其利爪和牙齿伤人(图1-9)。

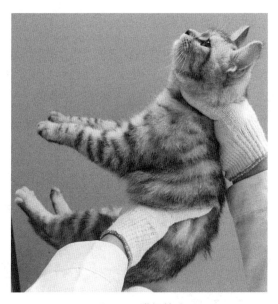

图1-9 猫捉持法

6. 狗 驯服的狗可戴上特制嘴套,用绳带固定于耳后颈部;凶暴的狗可用长柄捕狗夹钳住狗的颈部,然后套上嘴套。狗嘴也可用绳带固定,操作时先将绳带绕过狗嘴的下颌打结,再绕到颈后部打结,以防绳带滑落。狗被麻醉后四肢固定于手术台上,取下嘴套或绳带,将一金属棒经两侧嘴角,穿过口腔压于舌上,再用绳带绕过金属棒绑缚狗嘴,并固定于手术台上。应将狗的舌头拉出口腔,以防窒息。

7.牛蛙或蟾蜍 通常以左手握持,用示指和中指夹住左前肢,拇指压住右前肢,右手将下肢拉直,左手用无名指及小指夹住,有双手捉持和单手捉持2种(图1-10)。

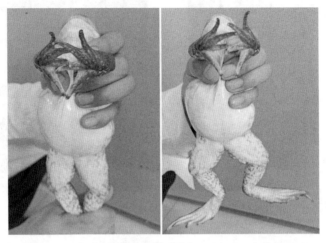

图1-10 牛蛙捉持法(左:双手捉持;右:单手捉持)

实验过程中虽有防护措施或动物性情温顺,但仍需注意安全!

## (三)常用实验动物的性别鉴别

1. 大、小白鼠的性别鉴定 离乳仔鼠性别鉴定主要以生殖器与肛门之间的距离长短及肛门与生殖器有无被毛为标志(图1-11)。识别要点:①雄鼠的生殖器与肛门之间的距离较远,雌鼠较近;②雄鼠的生殖器与肛门之间有毛;③雄鼠的生殖器突起较雌鼠大;④雌鼠乳头较雄鼠明显。成熟后,雄鼠可见阴囊,雌鼠乳头明显而易于区分。

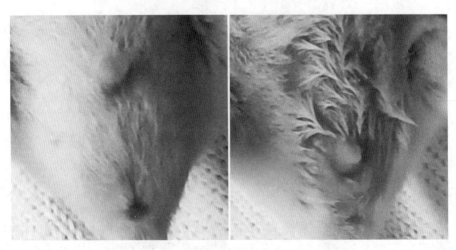

图1-11 大、小白鼠性别鉴定(左:雄鼠;右:雌鼠)

2. 豚鼠的性别鉴定 豚鼠的性别鉴定主要通过生殖器形态来判断。雌豚鼠外生殖器阴蒂突起比较小,用拇指按住阴蒂突起,余指拨开大阴唇的皱褶,可见阴道口呈"V"形(注意发情间期的闭锁现象,即一种除了发情和分娩时外,关闭阴道口的细胞结构);雄豚鼠外生殖器有包皮覆盖的阴茎小隆起,用拇指按住其基部包皮,可见龟头向外突出。

3. 家兔的性别鉴定　幼兔的性别鉴定主要以尿道开口部与肛门之间的距离及尿道开口部的形状来判别。哺乳期仔兔,雄性尿道开口部与肛门之间的距离较远,为雌性的1.5~2.0倍,雌性较近。雌兔尿道开口为扁形,大小与肛门同;雄兔尿道开口为圆形,略小于肛门。1月龄仔兔,雄兔生殖孔呈圆形,翻出可见呈圆柱体的突起;雌兔生殖孔呈"Y"形,翻出仅见有裂缝,裂缝及于肛门。3月龄以上成年家兔,雄性阴囊明显而雌性无阴囊;雄性头大,短而圆,而雌性头小略呈长形。

4. 猫的性别鉴定　幼猫的性别根据生殖器与肛门的距离来判断。距离远者为雄性,距离近者为雌性。

5. 猴类动物的性别鉴定　猴类动物性别的区分较为困难。首先要检查尿道开口,许多雌性猴类动物有较大的阴蒂,其腹侧形成沟状通向尿道口,而雄性猴类动物的尿道开口在阴茎头上。触摸阴囊内是否有睾丸是确定其雌雄最可靠的办法。

6. 鸟类的性别鉴定　鸟类在第二性征如肉冠、羽毛、发声出现前,区分性别极为困难,但可以通过孵出时24 h内进行外翻泄殖腔鉴别。雄性中可观察到微小而能勃起的孔突上有输精管开口,但此法不仅要有丰富的经验,而且准确性常难以保证。

7. 鱼类的性别鉴定　许多鱼从外形上不易区分其雌雄,但可通过繁殖期的颜色不同及第二性征加以区分。雄马口鱼一到生殖季节,体色变为红蓝条子相间;麦穗鱼平时体色呈灰黄色,到了生殖期雄麦穗鱼体变成暗黑色。鱼类的第二性征是珠星(或称追星),是一种灰白色结节状的皮肤衍生物,用手触摸感觉粗糙。一般在繁殖季节出现,雌鱼机体上出现较多且粗壮,雄鱼小而少。珠星大多分布在头部吻端或胸鳍上。四大家鱼(青、草、鲢、鳙)的珠星分布在胸鳍上。

## (四)实验动物的编号

在做动物实验时,常常需要将动物进行编号分组,对动物做不同的标号加以区别。标号的方法很多,常用的有染色法、挂牌法、耳孔法、针刺法、剪毛法和烙印法等。家兔等体型较大动物可用特制的号码牌固定于耳部,而小的动物常用染色法。

1. 染色法　染色法是药理学实验中最常使用的方法。通常用化学试剂涂染动物背部或四肢一定部位的皮毛,代表一定的编号(图1-12)。

常用于染色的化学试剂:①3%~5%苦味酸溶液,可染成黄色(由于苦味酸属危化品不易获取,亦可用其他黄色染料替代);②2%硝酸银溶液,可染成咖啡色;③0.5%中性红或品红溶液,可染成红色;④煤焦油酒精溶液,可染成黑色。

(1)标号法:标号的原则是先左后右,从前到后,如将动物背部的肩、腰、臀部按左、中、右分为9个区,从左到右标号1~9号,第10号不作标号(图1-12)。若动物编号超过10或更大数字时,可使用上述两种不同颜色的溶液,即把一种颜色作为个位数,另一种颜色作为十位数,这种交互使用可编到99号。如把红的记为十位数,黄色记为个位数,左后肢黄斑,头部红斑,则表示是43号鼠,余类推。

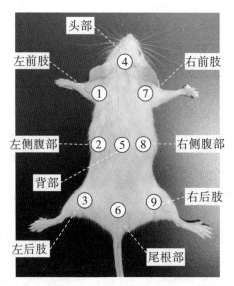

图 1-12　大、小白鼠标号法

2.挂牌法　挂牌法是将编好的号码烙印在金属牌上，挂在实验动物颈部、耳部、肢体或笼具上，用来区别实验动物的一种方法。金属牌应选用不生锈、刺激小的金属材料，制成轻巧、美观的小牌子。

3.耳孔法　耳孔法是用打孔机直接在实验动物的耳朵上打孔编号，根据打在动物耳朵上的部位和孔的多少，来区分实验动物的方法。用打孔机在耳朵上打孔后，必须用消毒过的滑石粉抹在打孔局部，以免伤口愈合过程中耳孔闭合。耳孔法可标记三位数之内的号码。另一种耳孔法是用剪刀在实验动物的耳郭上剪缺口，作为区分实验动物的标记。

4.烙印法　烙印法是直接把标记编号烙印在实验动物身体上的方法，如盖印章。烙印法有两种，对狗等体型较大动物，可将标记号码烙印在其皮肤上（如耳、面、鼻、四肢等部位），对家兔、豚鼠等动物，可用数字号码钳在其耳朵上刺上号码；烙印完成后，伤口涂抹酒精黑墨等颜料，即可清楚读出号码。烙印法对实验动物会造成轻微损伤，操作时宜轻巧、敏捷，必要时对其进行麻醉，以减少其痛苦。

实验人员可根据实验动物品种、实验类型及实验方式，选择合适的标记编号方法。一般来说，大、小白鼠多采用染色法，家兔宜使用耳孔法，狗、猴、猫较适合挂牌法，狗还可用烙印法。

## （五）常用实验动物的给药法

1.经口给药法　此法有灌胃与口服两种，适用于小白鼠、大白鼠、豚鼠、家兔、狗等动物。口服法可将药物放入饲料或溶于饮水中令动物自由摄取。若为了保证剂量准确，我们可应用灌胃法。

（1）灌胃法

小白鼠：左手捉持小白鼠，腹部朝上，右手持灌胃管经口角插入口腔，使灌胃针头与食管呈一直线，再沿上颚壁缓慢插入食管，稍感有阻力时（大约灌胃针头插入 2~3 cm），如动物安静，呼吸无异常，即可注入药液。如遇阻力应抽出灌胃针头重新插入，若药液误注气管，小鼠可能会立即死亡。一次灌注药量为 0.1~0.3 mL/10 g。操作宜轻柔，防止损伤食管（图 1-13）。

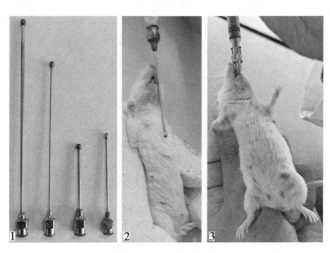

图 1-13 小鼠灌胃法

大白鼠：左手捉持大白鼠，右手持灌胃针头，灌胃方法与小白鼠相同。实验过程中需两人合作，可由助手协助固定后肢与尾巴。但灌胃针头必须长 6~8 cm，直径 1.2 mm，尖端呈球状，并安装在 5~10 mL 的注射器上。注药前应回抽注射器，证明未插入气管（无空气逆流）方可注入药液。一次投药量 1~2 mL/100 g。

家兔：需 3 人合作，一人坐好将兔躯体固定于兔固定箱内，戴防护手套紧推家兔尾部固定；一人将家兔耳朵固定于兔固定箱的上部；一人将铜或不锈钢开口器横放于兔口中，将兔舌压住（一定要压紧），以 8 号灌胃管经开口器中央小孔，沿上颚壁慢慢插入食管 15~18 cm。为避免误入气管，可将灌胃管外口端放入清水杯中，无气泡溢出方可注入药液，并应再注入少量清水以保证管内药液全部进入胃内。灌毕，慢慢拔出灌胃管后取出开口器（图 1-14，图 1-15）。

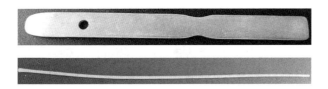

图 1-14 家兔开口器（上）、灌胃管（下）

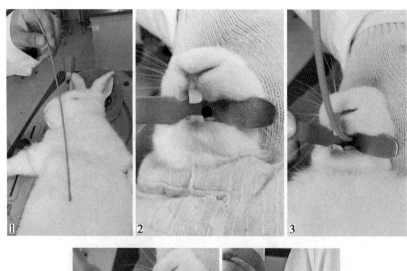

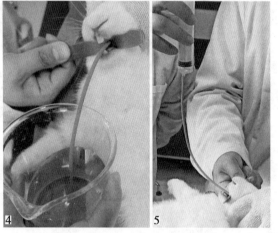

图1-15　家兔灌胃法

　　豚鼠:如用灌胃器,操作方法与大白鼠相同。如用开口器和导尿管,操作方法与家兔灌胃法相同。

　　猫和狗:灌胃方法与家兔相似,将导尿管从鼻腔或口腔经食管插入胃内给药。操作时应防止动物咬伤与抓伤。

　　(2)口服法:片剂药物可在扒开动物上下齿列后,用镊子夹住药物放在舌根部,迅速合起上下颌即可咽下药物。给药前若先以水湿润口腔内部,更易咽下。

　　液体药物可在轻轻固定动物头部后,从口角齿列间注入药液,动物多能自动咽下。溶于水的药物也可加入饮水中口服,不溶于水的药物可加入饲料中给药。但这两种给药法的药物必须无味,且难以保证剂量准确。实验过程中一般不使用。

　　2.注射给药法

　　(1)皮下注射法

　　小白鼠:固定小白鼠背部朝上,拇指与示指夹住小白鼠颈背侧皮肤。注射针自小白鼠头部向尾部方向进入,插入被提起的颈背侧皮肤形成的三角区。针头可轻轻向左右摆动,如果很容易摆动就表示已经进入皮下,再轻轻抽吸,观察到没有回血后即可缓慢地将药物推入。为防止药物外漏,推入药物后,可让针头在皮下停留几秒;拔针时,保持手的拇指与示指捏住进针部位片刻(图 1-16)。皮下注射的吸收比其他途径(比如静脉注射或腹腔注射)要慢。注射的药物应该调至生理 pH 值且无刺激性。注药量为 0.1 ~ 0.3 mL/10 g。

大白鼠:以捉持法握住大白鼠,于背部或大腿外侧拉起皮肤,将注射针刺入皮下。一次注射药量小于 1.0 mL/100 g。

家兔:左手将家兔背部皮肤提起,右手持注射器,针尖刺入皮下,松开左手,进行注射(图 1-17)。

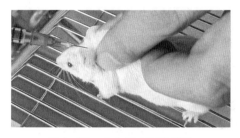

图 1-16　小白鼠皮下注射法

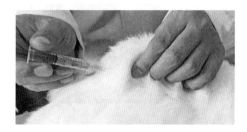

图 1-17　家兔皮下注射法

豚鼠:注射部位可选用大腿内侧面、背部、肩部等皮下脂肪少的部位。通常为大腿内侧面注射。一般需两人合作,一人固定豚鼠,另一人进行注射。

猫:将臀部皮肤拉起,将注射针刺入皮肤与肌肉之间,注入药液。

狗:将狗的颈部或背部皮肤拉起,注射针刺入皮下进行注射。

(2)皮内注射法:先将注射部位的毛剪去。左手绷紧皮肤,右手持注射器,<15°刺入皮内,注射药液,注射处出现一白色小皮丘。

(3)腹腔注射法

小白鼠:左手捉持小白鼠,腹部向上,右手将注射器针头刺入皮肤,其部位是距离下腹部腹白线稍向左或右的位置。向前推进 3 ~ 5 mm,接着使注射器针头与皮肤呈 45°刺入腹肌,继续向前刺入,通过腹肌进入腹腔后抵抗消失,这时即可轻轻注入药液。小白鼠的一次注射量为 0.1 ~ 0.2 mL/10 g(图 1-18)。

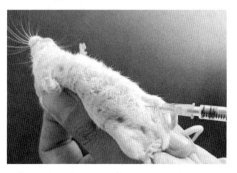

图 1-18　小鼠腹腔注射法

大白鼠:腹腔注射与小白鼠相同(两人协同操作)。注射量为 1 ~ 2 mL/100 g。

豚鼠、猫、家兔等:豚鼠、猫腹腔注射部位同小白鼠。家兔在下腹部近腹白线左右两侧约 1 cm 处,犬在脐后腹白线侧边 1 ~ 2 cm 处注射为宜。

(4)静脉注射法

大白鼠和小白鼠:一般采用尾静脉注射,事先将小白鼠或大白鼠置于鼠尾静脉注射装置内,或扣于烧杯内,使尾巴露出,用75%酒精棉球擦之,使血管扩张,选择尾巴左右两侧静脉注射,注射时若出现隆起的白色皮丘,说明未注入血管,应重新向尾根部移动注射。小白鼠一次注射量为 0.05 ~ 0.10 mL/10 g 体重(图 1-19)。注射完毕用棉球按压止血。

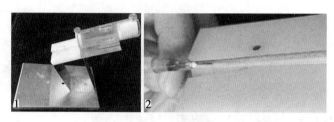

图 1-19 小鼠尾静脉注射法

家兔:一般采用耳缘静脉(家兔耳外缘的血管为静脉,中央的血管为动脉)注射。可用酒精棉球涂擦耳部边缘静脉,或用电灯泡烘烤兔耳使血管扩张。以左手指在兔耳下作垫,右手持注射器,针头经皮下进入血管。注射时若无阻力或无隆起现象发生,说明针头在血管内(或注射时血管颜色为白色),注射完毕,压住针眼,拔去针头,继续压迫数分钟止血(图 1-20)。

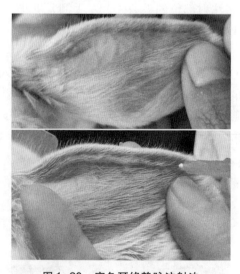

图 1-20 家兔耳缘静脉注射法

豚鼠:一般用前肢皮下头静脉注射,后肢小隐静脉注射也可以。接近下部比较容易刺入静脉。注射量一般不超过 2 mL。

猫：一般采用前肢皮下头静脉注射。注射前先将猫装入固定袋或笼内，左手抓住前肢，酒精棉球涂擦后，从前肢的末梢端将注射器针头刺入静脉。证实针头在静脉内后，即可注射。

狗：可选用前肢皮下头静脉或后肢小隐静脉注射。以手或橡皮带把静脉向心端扎紧，使血管充血。酒精棉球涂擦后，针头向近心端刺入静脉，回抽针栓，若有回血即可推注药液。

（5）肌内注射法：家兔、猫、狗选择两侧臀部或股部肌肉。在固定动物后，注射器与肌肉呈 60°，一次刺入肌肉注射（图 1-21），但应避免针刺入肌肉血管内。注射完轻轻按摩注射部位，以助药物吸收。

注：小白鼠、大白鼠、豚鼠因肌肉较小，较少采用肌内注射，若有必须，以股部肌肉较适，用量不宜过大，特别是小鼠，每侧不宜超过 0.1 mL。

（6）淋巴囊内注射法：蛙及蟾蜍皮下有多个淋巴囊（图 1-22），对药物易吸收。一般将药物注射于胸部、腹部或股部淋巴囊。因其皮肤较薄，为避免药液从针眼中漏出，故作胸淋巴囊注射时，针头由口腔底部穿下颌肌层而达胸部皮下淋巴囊；作股部淋巴囊注射时，应从小腿皮肤刺入，通过膝关节而达大腿部皮下。注入药量一般为 0.25 ~ 0.50 mL。

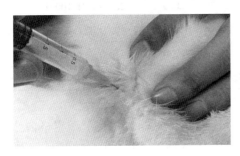

图 1-21　家兔肌内注射法

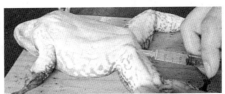

图 1-22　蛙淋巴囊内注射法

3. 注意事项

（1）捉拿动物时既要大胆果断，也要小心谨慎，动作应尽量轻柔，切忌粗暴。

（2）捉拿大白鼠，尤其是已经受到激惹的大白鼠时，一定要注意防护，以免被其咬伤。若不慎被动物咬伤或抓伤应对伤口进行妥善处理。

（3）捉拿动物时一定要按规范进行，否则容易对动物造成损伤。例如，对家兔采用抓双耳或抓取腹部的方法是错误的。

（4）不可玩耍动物或使动物逃跑。

## （五）实验动物给药剂量的确定与计算

1. 给药剂量的确定　药物的药理作用都是在一定剂量范围内产生的，如果剂量设计不当，有可能得出药物无效的结论，而实际上药物可能有效，只是没有找到合适的剂量范围。进行实验设计时，经常会遇到如何确定药物剂量的问题。药物对于某种动物的适当剂量不能凭空推算。首先应该查阅该药的相关文献，了解前人的经验。如能查到用于同一目的的实验,且给相同种类动物用药的剂量,那就可以直接应用;有时查不到用于同一目的的实验的剂量,但能查到给相同种类动物相同给药途径的不同用药目的的剂量,也可以按照此剂量进行预实验;如在文献中查不到治疗剂量,但若知道半数致死量($LD_{50}$),也可先用($1/10 \sim 1/3$)$LD_{50}$来进行实验,最终找出有效剂量范围。

如果查不到待试动物的有效剂量,但知道其他动物或人用剂量,可通过换算得到所需动物的等效剂量。不同种类动物间用药剂量的换算,一般按单位体重所占体表面积的比值进行,如表1-1所示。

表1-1 人和动物间按体表面积折算的等效剂量比值表

| 类别 | 小鼠<br>(20 g) | 大鼠<br>(200 g) | 豚鼠<br>(400 g) | 家兔<br>(1.5 kg) | 猫<br>(2.0 kg) | 猴<br>(4.0 kg) | 狗<br>(12 kg) | 人<br>(70 kg) |
|---|---|---|---|---|---|---|---|---|
| 小鼠(20 g) | 1.000 0 | 7.000 0 | 12.250 0 | 27.800 0 | 2.970 0 | 64.100 0 | 124.200 0 | 367.900 0 |
| 大鼠(200 g) | 0.140 0 | 1.000 0 | 1.740 0 | 3.900 0 | 4.200 0 | 9.200 0 | 17.800 0 | 56.000 0 |
| 豚鼠(400 g) | 0.080 0 | 0.570 0 | 1.000 0 | 2.250 0 | 2.400 0 | 5.200 0 | 4.200 0 | 31.500 0 |
| 家兔(1.5 kg) | 0.040 0 | 0.250 0 | 0.440 0 | 1.000 0 | 1.080 0 | 2.400 0 | 4.500 0 | 14.200 0 |
| 猫(2.0 kg) | 0.030 0 | 0.230 0 | 0.410 0 | 0.920 0 | 1.000 0 | 2.000 0 | 4.100 0 | 13.000 0 |
| 猴(4.0 kg) | 0.016 0 | 0.110 0 | 0.190 0 | 0.420 0 | 0.450 0 | 1.000 0 | 1.900 0 | 6.100 0 |
| 狗 (12 kg) | 0.008 0 | 0.060 0 | 0.100 0 | 0.220 0 | 0.230 0 | 0.520 0 | 1.000 0 | 5.100 0 |
| 人 (70 kg) | 0.002 6 | 0.018 0 | 0.031 0 | 0.070 | 0.078 0 | 0.160 0 | 0.320 0 | 1.000 0 |

【例1-1】 某一降压药,大白鼠灌胃给药时的剂量为200 mg/kg。请粗略估计狗灌胃给药时的剂量。如按表2-1进行计算,12 kg狗的体表面积为200 g大白鼠的17.8倍。200 g大白鼠需给200×0.2＝40 mg,于是狗的等效剂量应是:

$$\frac{40 \times 17.8}{12} = 59.3 \text{ mg/kg}$$

上述不同种类动物间剂量的换算法只能提供一个粗略的参考值。究竟是否有效,只有通过预实验才能了解。

2.药物浓度的计算 一定容积的溶液中所含溶质的量称为溶液浓度。常用的浓度表示方法有如下几种。

(1)百分比浓度:包括质量分数、质量-体积百分比浓度及体积-体积百分比浓度。

所谓质量分数是指溶液的浓度用溶质的质量占全部溶液质量的百分比来表示。例如,5%的葡萄糖溶液就表示100 g的溶液里,含有5 g的葡萄糖和95 g的水。计算公式为:

$$质量分数 = \frac{溶质的质量}{溶质的质量 + 溶剂的质量} \times 100\%$$

质量-体积百分比浓度:是指每100 mL溶液中所含溶质的克数,用"%"表示。例如,20%戊巴比妥钠溶液,即指100 mL溶液中有戊巴比妥钠20 g。计算公式为:

$$质量-体积分数(\%) = \frac{溶质的质量(g)}{溶液的体积(mL)} \times 100\%$$

体积-体积分数:是指 100 mL 溶液中所含溶质的毫升数。如消毒用酒精的浓度为 75%,这表示在 100 mL 溶液中含有纯酒精 75 mL。计算公式为:

$$体积-体积分数(\%) = \frac{溶质的体积(mL)}{溶液的体积(mL)} \times 100\%$$

(2)比例浓度:药典中常见的比例浓度符号为 1∶X,即指 1 g 固体或 1 mL 液体溶质加溶剂配成 X mL 的溶液,叫作比例浓度。如不特别指定溶剂种类时,都是以蒸馏水为溶剂。例如,碳酸氢钠 20 g 配成 400 mL 溶液的比例浓度如下:

$$比例浓度 = 1 ∶ \frac{400}{20} = 1 ∶ 20$$

(3)摩尔浓度:以 1 L 溶液中所含溶质的摩尔数来表示溶液的浓度叫作摩尔浓度,用符号 mol/L 表示。

### (六)实验动物的麻醉方法

1.麻醉药的选择原则  在对动物进行手术之前,需将动物麻醉。由于不同种属动物对同一种麻醉药的敏感性不同,而且各种麻醉药对动物的生理功能的影响和麻醉的时间也存在着差异,因此,根据实验的要求与动物种类的不同,选择适当的麻醉药对于保证实验的顺利进行和获得正确的实验结果是十分重要的。

理想的麻醉药应具备以下 3 个条件:①麻醉效果好,使动物无痛,麻醉时间能满足实验要求;②对动物的不良反应和对于所要观察的指标影响最小;③使用方便。

2.几种常用的麻醉药及其使用方法  在药理学教学实验中,常用的麻醉药有氨基甲酸乙酯、巴比妥类、氯醛糖等。

(1)氨基甲酸乙酯:也称乌拉坦(Urethane),多数动物实验都可使用,但常用于小动物的麻醉。猫和家兔可采用静脉注射、腹腔注射或直肠灌注等多种途径给药。优点是价格低廉、使用简便、易溶于水,且麻醉过程较平稳,动物无明显挣扎现象。缺点是苏醒慢,麻醉深度较难掌握。使用时可配制成 10% ~25% 浓度的溶液。猫与家兔的给药剂量为 0.75 ~1.00 g/kg,蛙类为 2 g/kg,鸟类为 1.25 g/kg。

(2)巴比妥类:常用的巴比妥类药物有两种,戊巴比妥钠和硫喷妥钠。

戊巴比妥钠为白色粉末,用时配成 2% 的水溶液,静脉或腹腔注射。动物麻醉后,常因麻醉药的作用及肌肉松弛和皮肤血管扩张,致使体温缓慢下降,故应设法保温。一次给药的麻醉时间为 3 ~5 h,使用剂量见表 1-2。

硫喷妥钠为浅黄色粉末,其水溶液不稳定,故须在临用前配制,常用浓度为 2.5% ~3.0%,静脉注射。一次给药的麻醉时效仅为 0.5 ~1.0 h,故在时间较长的实验中需重复给药,以维持一定的麻醉深度,各种动物的使用剂量见表 1-2。

表1-2　不同动物的戊巴比妥钠、硫喷妥钠每千克体重麻醉剂量(mg)

| 药物 | 狗 | 猫 | 兔 | 鼠 |
|---|---|---|---|---|
| 戊巴比妥钠 | 25~35 | 40 | 35 | 35~50 |
| 硫喷妥钠 | 16~25 | 16~25 | 7~10 | |

(3)氯醛糖:该药溶解度较小,常配制成1%的水溶液;使用前须先在水浴中加热,促进其溶解,但加热温度不宜过高以免降低药效。用量为每千克体重80~100 mg,经静脉或腹腔给药。

(4)乙醚:吸入性麻醉药之一,可用于各种动物,尤其适用于短时间的手术或操作。在用乙醚麻醉小动物时,可将动物放入密闭的玻璃缸中,再将浸乙醚的纱布或脱脂棉放入玻璃缸中,待动物倒下后数分钟即可将动物取出,进行手术等操作。麻醉时间不可过长,以免过量致死。用乙醚麻醉狗时,可根据狗的大小选择合适的麻醉口罩,放入浸润乙醚的纱布。动物吸入乙醚后,常先有一个兴奋期,开始挣扎,同时呼吸变得不规则,此时应立即移开口罩,待动物呼吸恢复后,再继续吸入麻醉。度过兴奋期后,麻醉将逐渐加深,动物呼吸也趋平稳,肌张力逐渐降低,瞳孔缩小。如角膜反射消失,则表示麻醉较深。

乙醚麻醉深度较易掌握,比较安全,术后动物苏醒较快是其优点。缺点:①麻醉初期有兴奋现象;②乙醚可刺激呼吸道,使黏液分泌增加,易阻塞呼吸道而发生窒息,可于麻醉前皮下注射阿托品0.1~0.3 mg/kg,以对抗乙醚刺激呼吸道分泌黏液的作用。

3.使用麻醉药的注意事项

(1)不同动物对麻醉药的耐受性是不同的。因此,在麻醉过程中,除参照上述的一般用量标准外,必须密切观察动物的状态,以决定麻醉药的用量。静脉麻醉时,注射速度应当缓慢。动物达到最佳麻醉效果的表现:皮肤夹捏反射消失,肢体肌肉松弛,呼吸节律变得深慢而平稳,角膜反射迟钝,肢体呈自然倒下。

(2)麻醉过量时,应根据动物的表现而采取不同的处理办法:若动物呼吸极慢且不规则,但血压或脉搏仍属正常,可行人工呼吸和注射苏醒剂;若动物呼吸停止,血压下降,舌头开始由红变紫,但仍有心跳时,可进行人工呼吸,同时静脉注射适量温热的50%葡萄糖,1:10 000的肾上腺素以及苏醒剂。常用的苏醒剂有咖啡因(1 mg/kg)、尼可刹米(2~5 mg/kg)和山梗菜碱(0.3~1.0 mg/kg)等,使用时可通过肌肉注射或静脉给药。

(3)如动物麻醉过浅,可临时补充麻醉药,但一次补药剂量不宜超过总量的1/5。

## (七)实验动物的处死

1.乙醚吸入法　大、小白鼠:吸入乙醚后20~30 s进入麻醉状态,3~5 min死亡。鸽、猫等较大动物也可用此法处死。但需注意以下两点。①当用此法处死豚鼠时,脑和肺部可出现小出血点,在进行病理解剖时要特别注意。②焚烧动物尸体时要注意防止火灾发生。

2.二氧化碳吸入法　可将动物装入减压干燥器或塑料袋内,通以$CO_2$,可在30 s~3 min杀死动物。豚鼠、猫、鸽等均可用此法处死。

3. 注射麻醉法 常用药物为巴比妥钠,各种动物所需剂量如下。

鸽:100 mg/kg,腹腔注射。

猫:60~120 mg/kg,静脉注射或腹腔注射。

狗:100 mg/kg,静脉注射。

家兔:75~100 mg/kg,静脉注射。

4. 颈椎脱臼法 此法常用于小白鼠的处死。

5. 空气栓塞法 将空气注入静脉或心腔内造成栓塞。各种动物所需剂量如下。

家兔、猫:10~20 mL/只。

狗:70~150 mL/只。

6. 心脏取血法 豚鼠、猴可用此法。

7. 大量放血法 家兔、猫、猴、狗等可用此法。

8. 电击法 220 V 交流电,接上粗针头,一头插入颈部皮下,一头插入腰部皮下,通以电流。

## (八)实验动物被毛的去除方法

动物的被毛有时会影响实验操作和观察结果,因此常需去除或剪短动物的被毛。除毛的方法有剪毛、拔毛和脱毛 3 种。

1. 剪毛 一些对无菌条件要求不十分严格的手术以及给狗等体型大的动物静脉注射之前等许多情况,都需要用弯剪刀剪去切口部位的被毛。剪毛时要把剪刀贴近皮肤,不能用手提起被毛,以免剪破皮肤。

2. 拔毛 给兔耳缘静脉注射或取血时,应将局部被毛拔除,以便于操作。另外,拔除被毛时会刺激耳缘静脉而使其更加充盈。

3. 脱毛 脱毛指用化学品脱去动物的被毛,适用于无菌手术野的准备、观察动物局部皮肤血液循环和病理变化以及贴剂等皮肤给药。常用的脱毛剂有以下 3 种。

(1)硫化钠 3 g,肥皂粉 1 g,淀粉 7 g,加水适量调成糊状。

(2)淀粉 7 g,糖 4 g,甘油 5 g,硼砂 1 g,加水 75 mL。

(3)硫化钠 8 g,溶于 100 mL 水中。

以上脱毛剂配方可用于家兔、大白鼠和小白鼠等小动物。

# 药理学实验常用实验仪器、设备及器械介绍

## 一、BL-420 生物机能实验系统

BL-420 生物机能实验系统是配置在微机上的 4 通道生物信号采集、放大、显示、记录与处理系统。它具有记录仪+示波器+放大器+刺激器+心电图仪等传统的实验仪器的全部功能。可记录动作电位、神经放电、肌电、脑电、心电、慢速电信号、压力、张力、呼吸、温度以及液滴计数等信号。可输出电压、电流用于刺激。由 3 部分构成：①微型计算机。②BL-420 生物信号采集、放大、A/D 转换及刺激输出等多功能硬卡和前面板。③TM_WAVE（Ver2.1）生物信号显示与处理软件。BL-420 生理药理多用仪为一独立硬件模块，如图 2-1。

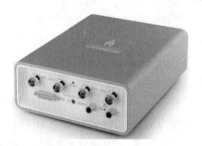

图 2-1 BL-420 生物机能实验系统的外观示意

前置面板上有 4 个 5 芯插座：1 通道输入（CH1）、2 通道输入（CH2）、3 通道输入（CH3）、4 通道输入（CH4），根据实验需要，输入插座可接入换能器及信号输入线。3 个 2 芯插座：记滴、监听输出和刺激输出插座。前置面板如图 2-2 所示；BL-420 系统的信号线连接如图 2-3 所示。

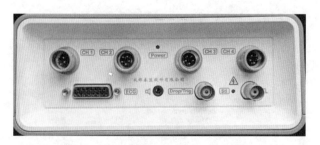

图 2-2 BL-420 生物机能实验系统的前置面板示意

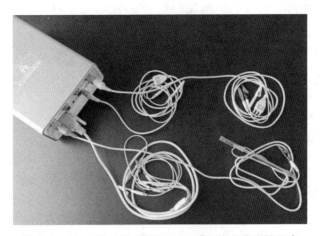

图 2-3　BL-420 生物机能实验系统的信号线连接示意

后置面板上主要有系统开关、DC12V 电源、USB 接口以及地线,后置面板如图 2-4。

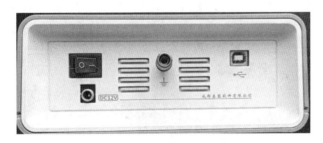

图 2-4　BL-420 生物机能实验系统的后置面板示意

## (一)系统功能特点

(1)采用 4 通道 12 位、40 ksps 采样率的 A/D 转换器;低噪声、高增益、宽范围(2 ~ 50 000 倍)的生物电放大器,适应各种强弱不同的生物电信号;生物电放大器的增益、耦合方式(AC/DC)、时间常数(高通滤波)、高频滤波(低通滤波)、回零控制等均由程序控制。

(2)功能完善的高性能、高可靠性的程控电刺激器,具有电压输出(0 ~ 35 V,最小步长 5 mV)和电流输出(0 ~ 10 mA,最小步长 1 μA)两种模式,使用方便。

(3)以中文 Windows XP 或 Win7、Win10 为软件平台,全中文的图形化操作界面。

(4)为几乎所有的生理及大部分药理实验教学项目预设置了包括八大类共计 32 个实验模块。当选择一个实验模块后,计算机会自动设置其所需参数,并启动数据采样,即直接进入到实验状态。

(5)程控全导联心电选择。

(6)强大的数据分析功能:可实时对原始生物信号或存贮在磁盘上的反演数据信号进行积分、微分、频率直方图、序列密度直方图、频谱分析等运算,并将运算的结果(积分图、微分图、频率直方图、频谱分析图等)与原始波形一起实时、同步地显示在计算机屏幕上。

(7)强大的数据测量功能:可对原始生物信号或存贮在磁盘上的反演数据信号进行光标测量、两点测量及区间测量,可得出生物信号的多种指标,如最大值、最小值、平均值及峰值,信号频率、面积、变化率及持续时间等。

(8)左右双视的设计思想,让 TM_WAVE 系统具有了两套独立的显示系统,可以对不同时间段的波形进行比较显示。

(9)数据反演功能:数据查找滚动条所构成的数据反演方式,不仅操作简单,而且功能强大,便于实验后的数据分析、数据剪辑,并可以根据需要打印出单个或多个通道的实验波形及相关的实验数据。

(10)自身的网络控制功能:一方面,教师和学生可以利用自己的计算机进行文字信息的相互传递;另一方面,教师也可以在教师计算机上对某一组学生的实验进行监视。

## (二)软件介绍

TM_WAVE 生物信号显示与处理软件的主界面是实验者与 BL-420 生物机能实验系统打交道的唯一手段,为尽快掌握 BL-420 生物机能实验系统,圆满完成机能实验,首先需要熟悉 TM_WAVE 软件的主界面,熟悉主界面上各个部位的用途,为以后实验操作做好准备。下面将介绍主界面各个部分的功能。

1. 主界面

TM_WAVE 生物信号显示与处理软件的主界面如图 2-5 所示。主界面从上到下依次主要分为标题栏、菜单栏、工具栏、时间显示区、波形显示区、数据滚动条及反演按钮区、状态栏等 7 个部分;从左到右主要分为:标尺调节区,波形显示区和分时复用区 3 部分。在增益、标尺调节区的上方是 Mark 标记区,波形显示区的右上方为刺激器调节区及实验标记区。Mark 标记区右下方放大图见图 2-6。分时复用区包括控制参数调节区、显示参数调节区、通用信息显示区、专用信息显示区和刺激参数调节区 5 个分区,它们分时占用屏幕右边相同的一块显示区域,您可以通过分时复用区底端的 5 个切换按钮在这5 个不同用途的区域之间进行切换(图 2-7)。控制参数调节区每个显示通道右侧的一排有 3 个按钮,自左至右分别是相应显示通道的增益(G)调节旋钮、时间常数(T)调节旋钮、滤波(F)调节旋钮。旋钮的下方是其所处位置的参数显示。显示参数调节区用来调节每个显示通道的前景色、背景色、格线色、格线类型及监听音量。波形显示区的右下方是特殊实验标记选择区。

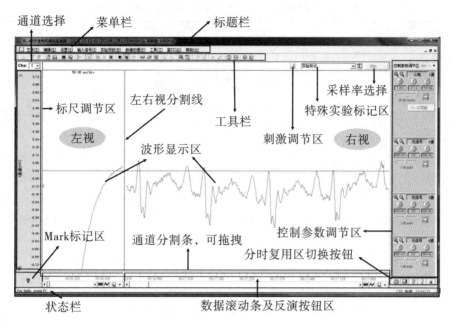

图 2-5　TM_WAVE 生物信号显示与处理软件主界面

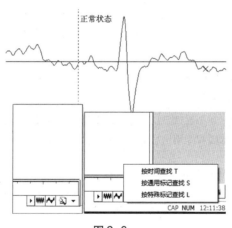

图 2-6

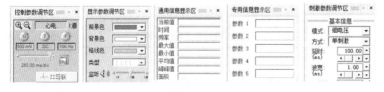

图 2-7

TM_WAVE 软件主界面上各部分功能见表 2-1。

表 2-1　TM_WAVE 软件主界面上各部分功能一览表

| 名称 | 功能 | 备注 |
|---|---|---|
| 刺激器调节区 | 调节刺激器参数(左)及启动、停止刺激(右) | 包括两个按钮 |
| 标题栏 | 显示 TM_WAVE 软件的名称及实验标题等信息 | |
| 菜单栏 | 显示所有的顶层菜单项,您可以选择其中的某一菜单项以弹出其子菜单。最底层的菜单项代表一条命令 | 菜单栏中一共有 8 个顶层菜单项 |
| 工具栏 | 一些最常用命令的图形集合,它们使常用命令的使用变得方便与直观 | 共有 21 个工具条命令 |
| 左、右视分隔条 | 用于分隔左、右视,也是调节左、右视大小的调节器 | 左、右视面积之和相等 |
| 时间显示窗口 | 显示记录数据的时间 | 在数据记录和反演时显示 |
| 4 个切换按钮 | 用于在 4 个分时复用区中进行切换 | |
| 标尺调节区 | 在实时实验过程中,选择标尺单位及调节标尺基线位置 | 光标移到标尺单位显示区,单击右键,弹出菜单,选当前使用的标尺单位 |
| 波形显示区 | 显示生物信号的原始波形或数据处理后的波形及已记录的波形,每一个显示窗口对应一个实验采样通道 | |
| 显示通道之间的分隔条 | 用于分隔不同的波形显示通道,也是调节波形显示通道高度的调节器 | 4 个显示通道的面积之和相等 |
| 分时复用区 | 包含硬件控制参数调节区、显示参数调节区以及通用信息显示区和专用信息显示区 4 个分时复用区域 | 这些区域占据屏幕右边相同的区域 |
| Mark 标记区 | 用于存放 Mark 标记和选择 Mark 标记 | Mark 标记在光标测量时使用 |
| 状态条 | 显示当前系统命令的执行状态或一些提示信息 | |
| 数据滚动条及反演按钮区 | 用于实时实验和反演时快速数据查找和定位 | 实时实验中显示简单刺激器调节参数 |
| 特殊实验标记选择区 | 用于编辑特殊实验标记,选择特殊实验标记,然后将选择的特殊实验标记添加到波形曲线旁边 | 包括特殊标记选择列表和打开特殊标记编辑对话框按钮 |

**2. 工具条说明**　首先让我们对整个工具栏做一个简单的介绍,如图 2-8。

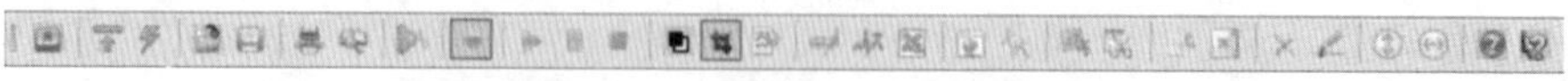

图 2-8　TM_WAVE 软件工具栏

TM_WAVE 软件的工具栏上一共有 30 个按钮,也就是说它们代表着 30 条不同的命令。每个按钮对应命令菜单的一条命令，当工具栏按钮以雕刻效果的图形方式出现时，表明该工具栏按钮不可使用，此时，它对实验者的输入没有反应；否则，它将响应实验者的输入。在做实验时，可能更多地使用工具条命令而非不常用的菜单命令，因此，有必要对工具条命令进行全面的了解。常用的工具栏按钮的功能、用途见表2-2。

**表2-2 TM_WAVE软件的工具栏按钮功能、用途一览表**

| 图标 | 名称 | 功能 | 用途 |
|---|---|---|---|
| | 系统复位 | 对整个系统的参数进行复位 | 系统参数复位到初始默认设置状态 |
| | 拾取零值 | 零扫描速度下的数据采样 | 适应于变化非常慢的生物信号的观察 |
| | 打开 | 打开欲反演、剪辑的数据图形文件 | 反演文件，打印之前 |
| | 另存为 | 将反演的数据图形文件另起名存贮 | 反演或剪辑后的文件另存 |
| | 打印 | 打印数据图形 | 打印实验结果 |
| | 打印预览 | 预览欲打印的图形 | 打印前浏览图形效果 |
| | 上一次实验配置 | 打开前一次实验设置（包括信号选择、滤波、显速、实验标记等参数） | 某段时间内，连续做同样内容的实验 |
| | 数据记录 | 数据图形记录存盘、非存盘之间切换 | 按下状态为记录，弹起状态为非记录 |
| | 开始 | 启动波形显示 | 输入信号选择后；解除暂停显示 |
| | 暂停 | 暂停数据采集与波形动态显示 | 仔细观察、测量某段波形 |
| | 停止 | 停止数据显示、记录或反演 | 结束当前实验或反演，系统参数复位至开机时的状态 |
| | 切换背景颜色 | 在黑色和白色这两种常见的颜色中进行切换 | 切换显示通道背景颜色 |
| | 格线显示 | 删除、添加背景标尺格线 | 显示背景没有标尺格线时，单击可以添加背景标尺格线；有格线时，单击可以删除 |
| | 同步扫描 | 通道的扫描速度同步、独立调节 | 按下时所有通道的扫描速度同步调节，弹起状态为独立调节 |
| | 区间测量 | 测量任意通道内某一段波形的频率、最大值、平均值以及面积等参数 | 实验记录、数据图形反演时测量任意通道内某段波形的数据，其结果显示在相应通道的通用信息显示区 |
| | 心功能参数测量 | 手动测量一个心电波形上的各种参数 | 参数包括心率、R波幅度、ST时段等13个参数，包括单波测量和多波测量 |

续表2-2

| 图标 | 名称 | 功能 | 用途 |
|---|---|---|---|
|  | 打开 Excel | 打开 Excel 电子表格 | Excel 电子表格和 TM_WAVE 软件之间建立联系 |
|  | 选择波形放大 | 放大某一波形的细节 | 使用区域选择功能选择波形段后,这个命令才变得可用 |
|  | 参数设置窗口 | 设置在用的实验模块中某些已有的自选参数 | 实验过程中改变某些有自选参数设置的实验模块的初始参数设置 |
|  | X-Y 输入窗口 | 描绘 X-Y 向量图 | 绘心电向量环、压力-变化率环(P-dp/dt)、压力-速度环(P-dp/dt/p)等分析、血压与血压变化速率关系的 X-Y 曲线 |
|  | 图形剪辑窗口 | 提供修改剪辑图形的场所和工具,分为图形剪辑页和图形剪辑工具条两部分 | 拼接和修改从原始数据通道剪辑的波形图 |
|  | 图形剪辑 | 剪辑通道显示窗口中选择的一段波形,连同从这段波形中测出的数据一起以图形的方式发送到粘贴板中 | 实时实验过程或数据反演中,将剪辑的图形粘贴到 Word、Excel 或画图中 |
|  | 数据剪辑 | 剪辑选择的一段或多段反演实验波形的原始采样数据,按 BL-420 格式提取出来,并以 BL-420 格式保存 | 实验波形反演时,剪辑有用的原始采样数据,形成剪辑后的 BL-420 格式文件 |
|  | 数据删除 | 删除选取的数据 | 从原始数据文件中剔除少量的无用数据 |
|  | 添加通用标记 | 在波形显示窗口的顶部添加一个通用实验标记 | 形状为向下的箭头,箭头前面是该标记的数值编号,箭头后面则显示添加该标记的时间 |
|  | 关于 | 打开关于对话框,显示本系统信息 | 了解本系统信息 |
|  | 及时帮助 | 单击后,鼠标指示将变成一个带问号的箭头,此时您用鼠标指向屏幕的欲求帮助部位,然后按下鼠标左键,将弹出关于指定部分的帮助信息 | 寻求帮助 |

3. 操作步骤

(1)开机。只有当计算机各接口连线连接完毕后,才能开机。

(2)启动程序。在 Windows 桌面或程序,左键双击 BL-420 生物机能实验系统快捷图标,进入 TM_WAVE 软件主界面。

(3)开始实验的途径:欲开始实验有两条途径。

1）如将要做的实验在"实验项目"菜单内有的,则用鼠标单击菜单条的"实验项目"菜单项,弹出下拉式菜单,移动鼠标,选定实验系统及内容后,用鼠标左键单击该项,系统自动进入已设置基本参数的该实验记录存盘状态。

2）如要做的实验在"实验项目"菜单内没有,则鼠标单击菜单条的"输入信号"菜单项,弹出下拉式菜单,移动鼠标,选定通道及输入信号类型并单击该项。如需选多通道输入,则重复以上步骤。各通道参数则根据实验内容自动设置完成。然后单击"开始"按钮,系统进入实验记录存盘状态。

如要以全屏方式显示某通道信号,只需用鼠标双击该通道任一部位,即完成单通道的全屏显示。如要恢复原单通道显示,同样鼠标双击全屏显示通道的任一部位。

（4）记录存盘。不论是通过"实验项目"菜单还是通过"输入信号"菜单进入实验状态,系统默认进入实验即已处于记录存盘状态。开始实验后,若实验曲线不理想可用鼠标单击工具条上的"数据记录"按钮,使之弹起,处于观察状态。这样可以减少文件容量,便于文件反演剪辑时查找有用的数据图形。经过参数调节待实验曲线达到要求后,用鼠标再次单击"数据记录"按钮,开始正式记录存盘。

（5）参数调节。根据被观察的信号大小,调节控制参数调节区的"增益"按钮(单击左键放大倍数增大,单击右键反之,时间常数、滤波按钮用法相同),使曲线高低适宜;根据被观察曲线的疏密、有无干扰,分别调节"扫描速度"和"时间常数"、"滤波"或"50 Hz滤波"。可移动光标至通道左边的标尺基线(即"0.0")处,此时,光标会变成一个上下指示的蓝色箭头,按下左键并上下拖动,使被观察曲线置于通道的最佳位置。将鼠标光标移动到显示通道屏幕左缘的标尺单位显示区,然后单击鼠标右键,将会弹出一个标尺选择快捷菜单,根据实验需要任意选择标尺的单位。将光标移至通道任意位置,单击鼠标右键,弹出快捷菜单,取消"基线显示开关"的选择,避免对曲线的影响。亦可用同样方法选择"平滑滤波",使曲线光滑。

在做心电或其他生物电引导的过程中,若因引导电极松脱或接触不良而引起被测信号偏离显示通道,将电极放置好后,用鼠标右键单击显示通道,弹出快捷菜单,左键单击"自动回零",信号立即回到正常位置,可减少等待的时间。

（6）信号处理包括微分、积分、频率直方图、序列密度直方图、非序列密度直方图、频谱分析、X-Y输入窗口等。下面介绍两种比较常用的信号处理方法。

1）微分。如果需了解生物信号某一时间点的变化快慢,要对波形进行微分处理时,用鼠标单击菜单条的"数据处理"菜单,弹出下拉式菜单,选定"微分"项,鼠标左键单击确定,此时将显示"微分参数设置"对话框。它将要求您选定所要微分波形的通道以及微分图形所要显示的通道,并且要求您选择微分时间(一般来讲,微分时间越短越好,但血压信号的微分时间一般在 10 ms 左右)和微分波形的放大倍数。可以用鼠标单击该框中的调节按钮来调节微分参数。参数调节完毕后,鼠标左键单击"OK"按钮,此时微分波形将开始显示。如果对微分波形不满意,还可重复以上步骤对微分参数再次调节。

2）积分。用鼠标单击菜单条的"数据处理"菜单,弹出下拉式菜单,选定"积分"项,鼠标左键单击确定,将弹出"积分参数设置"对话框,可以利用对话框中的调节按钮来设置积分参数和积分方式,其中积分方式分为正常积分、正波积分、负波积分和绝对值积分

4 种。①正常积分是指按照数学上的积分公式进行积分处理；②正波积分也是按照数学上的积分公式进行积分处理，但是只取 Y 值为正的信号进行积分，而忽略 Y 值为负的信号；③负波积分也是按照数学上的积分公式进行积分处理，但它恰好与正波积分相反，它只取 Y 值为负的信号进行积分，而忽略 Y 值为正的信号；④绝对值积分也是按照数学上的积分公式进行积分处理，但是它是在对 Y 值为负的信号进行了取绝对值处理后再进行积分处理，因而积分的结果始终为正。绝对值积分在生物机能实验中用得较多。在观察神经放电的积分图时，"积分时间"设置得越长越好，积分方式选择"绝对值积分"。

如果满意于您的设置，请按"OK"按钮确认选择；此时微分波形将开始显示。如果对微分波形不满意，还可重复以上步骤对积分参数再次调节。

微分、积分注意事项：①显示通道的值一般比微分或积分处理通道的值大且显示通道未被占用。②必须在"微分或积分参数设置"对话框结束之后才能够做其他工作。③当打开了微分或积分通道之后，如果又想关闭它，只需再次选择相应命令，然后，在弹出相应的"参数设置"对话框中选择"Close"按钮，只有在微分或积分通道打开之后，"Close"按钮才可以使用。

（7）数据显示。在实验过程中，我们要不断观察被测量的生物信号的数据。这时只需用鼠标单击主界面右边的分时复用区中的"通用信息显示区"按钮，该区即根据不同通道记录信号的类型，显示不同的测量数据。某些实验模块专用的数据测量结果，比如血流动力学实验、神经干兴奋传导速度测定等，只需用鼠标单击"专用信息显示区"按钮，即可显示分析的结果。

（8）暂停观察。如要仔细观察、测量正在显示的某段图形，鼠标单击工具条上的暂停按钮，此时该段即被冻结在屏幕上。如需继续观察扫描图形，鼠标单击"开始"按钮即可。

（9）实验标记。在实验过程中，往往需要在实验波形有所变化的部分，比如加药前后添加一个实验标记，以明确实验过程中的变化，同时也为反演数据的查找留下依据。在 BL-420 生物机能实验系统中，有两种类型的实验标记供选择，分别是通用标记和特殊标记。通用标记的形式对所有的实验都相同，其形式为在通道显示窗口的顶部显示一向下箭头，箭头的前面有一个顺序标记的数字，比如 1、2、5 等，箭头的后方可显示添加标记的绝对时间（"通用标记时间显示开关"处于按下状态）。添加通用标记的操作非常简单，只需单击工具条上的"通用标记"命令按钮即可。特殊标记针对不同的实验，实际上是对特殊波形点的文字说明，一般而言，当选择不同的实验项目（模块）时，TM_WAVE 软件会根据需要自动选择一组相关特殊实验标记。但在绝大多数情况下，软件不会自动做这种选择。在这种情况下，需要自己选择一组所需要的特殊标记。选择的方法很简单，只需单击主界面右下角的"打开特殊标记编辑对话框"命令，即可打开"实验标记编辑对话框"。在该对话框中，可以根据自己的需要选择一组特殊实验标记，如果在对话框中没有所需要的标记组，可以在"实验标记组列表"中立刻添加一组自己需要的实验标记组，并在"实验标记列表"中新建该标记组内的实验标记。关于如何编辑特殊实验标记的方法，请参见帮助主题《软件操作》中§5.9《特殊实验标记选择区》一节内容的描述。选择好实验标记组后，只需按"OK"按钮即可。在一组特殊实验标记组中往往有多个特殊实验标记，可以通过窗口右下角的"实验标记项"列表框选择一个特殊标记，然后在需要添加特殊标记的波形旁边单击一下鼠标左键,即可在您指定的位置添加上选择的特殊实验标记。

使用特殊实验标记时需要注意:当添加了一个特殊实验标记后,如果想再添加另一个特殊实验标记或者重复添加刚才使用过的特殊实验标记,需要在窗口右下角的"实验标记项"列表框中再做一次选择,这样保护的原因是避免因为在通道窗口上单击鼠标左键而造成错误地添加一个特殊标记,因为鼠标左键还会用来完成很多其他功能,比如区域的选择等。

(10)刺激器的使用。刺激器调节区位于时间显示窗口的左边,此区内有两个按钮,左边按钮为"打开刺激器设置对话框",用鼠标单击可弹出"刺激器设置对话框",对话框内有两个属性页,分别是设置和程控,每一个属性页相当于一个子对话框,可根据实验需要进行设置。再次单击该按钮可隐藏设置对话框。右边按钮为"启动/停止刺激",当刺激方式为单刺激、双刺激、串刺激时,单击此按钮分别输出 1 个、2 个、1 串刺激;当刺激方式为连续单刺激或连续双刺激时,单击此按钮输出连续单刺激或连续双刺激,再次单击(按钮弹起)即停止刺激。

(11)心电记录。BL-420 采用了两种心电记录方式,分别为单导联和全导联心电记录。

单导联心电记录:在实验中只记录一个导联的心电。选用该方式,我们只需将普通信号输入线按心电导联连接方式,连接在不同的肢体上,信号输入线插在所需通道上,调节好所需参数,即可在该通道上记录出该导联的心电。

全导联心电记录:如果需要同时记录 4 个导联的心电,选用该方式。全导联心电的连接方法,一通道(右前肢)、二通道(左前肢)、三通道(左后肢)、四通道(胸导联)、接地线(右后肢)。计算机内部对这些独立通道的心电信号将自动合成,4 个通道显示不同导联的心电,各通道所显示的心电导联可以通过对话框自行调节。如果不需要记录胸导联心电,则不必连接四通道输入信号。

(12)实验结束。当实验完成需要结束时,用鼠标单击工具条的"停止"键。此时会弹出一个"另存为"对话框,提示你给刚才记录存盘的实验数据输入文件名(文件名自定义)。否则,计算机将以"Temp. tme"作为该实验数据的文件名,并覆盖前一次相同文件名的数据,存入储存器。当单击"保存","另存为"对话框消失后,即可进行本次实验图形的反演。

(13)反演、剪辑实验图形。鼠标左键单击工具条"打开"按钮,这时屏幕显示"打开"对话窗口,在文件名列表框中找出所要反演的文件并单击,然后按"打开"(或直接双击文件),即打开该数据文件。用鼠标拖动滚动条的拖动块进行查找;或鼠标左键单击"数据查找菜单"按钮,菜单中列有"按时间查找""按通用标记查找""按特殊标记查找",根据实验标记情况,任意选择一种查找方式进行查找。当找到所需那一段实验图形,可对它进行数据剪辑和图形剪辑,其方法为:移动鼠标,在需要选择的区域内的左上角按下鼠标左键确定选择区域的左上角,然后在按住鼠标左键不放的情况下向右下方拖动鼠标以选择窗口的右下角,当选择好区域的右下角后松开鼠标左键即完成区域选择操作。此时,屏幕上所选区域反显,在此区域内单击鼠标右键,将弹出这个通道显示窗口中所包含的快捷功能菜单,在菜单中选择"数据剪辑"。继续进行查找,重复以上步骤。可以剪辑多幅图形,直到图形剪辑全部完成。反演、剪辑完成后,鼠标左键单击"停止"按钮,弹出"另存为"对话窗口,输入文件名,鼠标单击"保存"按钮,即可保存剪辑后的数据图形文件。当以该剪辑数据文件反演时,是本次多次图形数据剪辑的集合。剪辑后的数据图形与原始记录的数据图形在格式上相同,可以对其进行测量、分析、再剪辑。也可利用鼠标右键的功能,添加特殊实验标记,或对原始特殊实验标记进行编辑、删除等操作。

(14)数据测量。在 TM_WAVE 软件中有多种数据的测量方法,它们是光标测量、加Mark 标记的光标测量、区间测量、两点测量、细胞放电数测量等,这些都是通用的数据测量方法;而心肌细胞动作电位测量和血流动力学参数测量等数据测量方法则是针对具体实验模块的专用测量方法。我们这里主要讲解的是通用数据测量方法。

1)光标测量是使用测量光标测量波形曲线上指定某点数值结果的测量方法,是最简单的测量方法。测量光标是指在波形曲线上运动的一个小标记,其形状可以通过设置菜单中的"设置光标类型"命令进行设置,当测量光标在波形曲线上随鼠标的移动而移动时,它所在位置波形曲线的当前数值被测定出来,并显示在参数控制区的右上角(或通用参数显示区的当前值栏中),所以当测量光标单独移动时,它只能测量波形曲线上的当前值。如果测量光标与 Mark 标记配合,那么当测量光标移动时,它测量的将是 Mark 标记和测量光标之间的波形幅度差值和时间差值(测量的结果前加一个 Δ 标记,显示的数值是一个差值),相当于简单的两点测量,测量的结果显示在通用显示区的当前值和时间栏中,这就是加 Mark 标记的光标测量。

2)两点测量。该命令用于测量任意通道内某个波形的最大值、最小值、峰值及两点之间的时间和信号的速率、变化率。测量的数据自动显示在该通道通用信息区内。方法:鼠标单击工具条上的"两点测量"按钮、移动鼠标、将箭头指向被测波形的第一点、单击确定,而后鼠标移动至被测波形的第二点。此时,一条随鼠标移动的红线连接在第一点和第二点之间。该连接线代表被测信号的路线轨迹。当第二点确定后,单击鼠标,被测信号的参数即被显示出来,单击鼠标右键结束两点测量。

3)区间测量。该命令用于测量欲测通道图形的任意一段波形的频率、最大值、平均值以及面积等参数。方法:鼠标单击工具条上的"区间测量"按钮,此时图形暂停扫描,移动光标至欲测区间的起始端并单击鼠标左键,通道内出现一垂直的直线,当移动鼠标时,出现另一条垂直的直线,该直线会跟随鼠标的移动而左右移动,如果将该直线移动到适当的位置,按下鼠标左键则确定了测量区间的终端。此时,在被测量图形段内出现一条水平直线。用鼠标上下移动该直线,选定频率计数的基线,鼠标单击以示确定(水平直线也代表该区间的时程,用此测量方法同样可以测量某波形的时程)。这时所有被测量的参数自动显示在该通道信息区内,单击鼠标右键结束本次测量。

(15)实验组号及实验人员姓名输入。实验完成,需要在实验结果上打印实验组号及实验人员姓名时,则要进行编辑输入。方法:鼠标单击菜单条上"设置"菜单项,弹出下拉菜单,选择"实验人员…"项单击,屏幕上将显示"实验组及组员名单输入对话框",选择组号,用键盘输入实验人员姓名,按"OK"按钮即可。

(16)打印。用鼠标单击工具条的"打开"按钮,弹出"打开"对话框,在文件名列表中,选择欲打印的剪辑后的数据图形文件名,然后用鼠标单击"打开"按钮,剪辑文件被打开。用鼠标单击工具条的"打印预览"按钮,首先会弹出"定制打印对话框",先选定打印比例,打印比例有100%和50%两档可选,100%打印比例为正常打印,在这种情况下,在一张打印纸上只能打印一份图形;50%打印比例使打印出来的图形为原始图形大小的50%。再选定"打印通道"及"其他参数设置",其他参数设置组框中包括4个可设置参数:"彩色打印""通用数据打印""4张/组"和"打印整个文件"。"彩色打印"是指按照屏幕上显示的波形颜色进行打印,因实验室安装的是黑白打印机,请不要选择这个参数,否则将得到较差的打印效果;设置"通用数据打印"参数,将在每一个通道下面打印出该通道测量的通用数据:最大值、最小值和平均值;"4张/组"参数只有在打印比例为50%时有效,设置这个参数,将在一张打印纸上打印出4幅相同的图形;设置"打印整个文件"参数,将把反演的整个文件打印出来,一般而言,不要轻易设置这个参数,因为一个文件的数据通常需要打印几十页,如果之中有很多无效数据,那么将非常浪费打印纸,比较好的做法是剪辑有用的数据组成一个较小的文件,然后再使用打印功能。所有参数设置完成后,用鼠标单击对话框中的"打印预览"按钮,预览显示的波形与从打印机打印出的图形是一致的,即所见即所得,预览效果满意,单击预览页左上角的"打印"按钮,会再次弹出"定制打印对话框"对话框,单击"打印"按钮,弹出"打印"对话框,单击"确定",即可打印出一张剪辑后的图形。

## 二、HW-400SE 恒温平滑肌槽

HW-400SE 恒温平滑肌槽是配套于生物机能实验系统的仪器设备,如图2-9所示。它主要用于消化道平滑肌生理实验中,调节和维持实验环境(如实验药液)的温度,从而保证离体平滑肠肌的生理活性,使相关实验顺利进行。该设备为观察到明显的实验现象和得到准确的实验数据提供了有力保障。

### (一)HW-400SE 恒温平滑肌槽的特点

(1)温度调节范围:10~55 ℃。

(2)控温精度:0.2 ℃。

(3)最大加热功率:300 W。

(4)完善的漏电保护措施,使设备使用更加安全可靠。

(5)数字式温度传感器提高控温精度,温度调节分辨率达0.1 ℃。

(6)双温度探头使控温和显示更加准确(显示实际药液内温度)。

(7)数字式显示系统可同时显示设定温度与当前实际温度。

(8)使用数字旋转编码器调节温度,使用方便、灵活。

(9)自动变换加热功率,减少加热过冲。

(10)内置式空气泵自动充气循环恒温水浴,使恒温水浴内各部分水温均匀。

(11)独立的放水阀门增加了设备使用的方便性。

(12)根据用户需要,可以选择自动搅拌、强制搅拌和关闭搅拌3种搅拌方式。

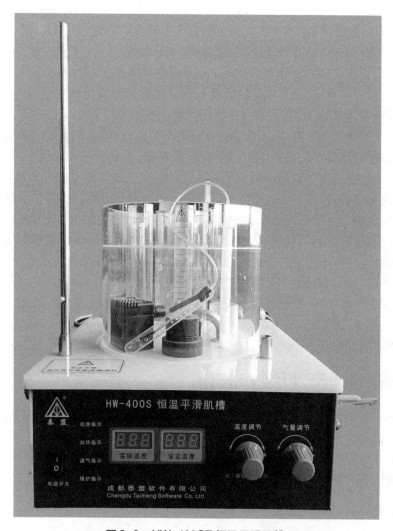

图 2-9　HW-400SE 恒温平滑肌槽

### （二）HW-400SE 恒温平滑肌槽的使用

（1）将恒温平滑肌槽右侧的排液口和排水口均置于关闭状态。

（2）如果在实验中需要外接氧气为实验标本供氧，需要将单向阀向外拉出；还可以使用设备自带的空气泵进行供氧，这时，需要将单向阀向内推入。

（3）在恒温水域内添加足够量的清水，水量达到建议水位线（外筒上有建议水位线刻度）。

（4）在放实验标本的药液筒内注入适量药液。

（5）确保电源已经连接良好。

（6）打开机器电源。

（7）此时数码管和加热指示灯快速闪烁，表明系统还没有处于加热状态；当确认水域内加水后，轻按温度设定旋钮，听到"哔"声后，系统进入加热状态。

（8）设定实验温度。

（9）调节气量调节阀,保证在加热过程中有较大的气泡对药液进行搅拌。

（10）温度达到设定温度后放入实验样本。

## （三）注意事项

（1）设备每次使用后,请将水浴箱内的水排放干净,并用清水冲洗存放药液的小筒,防止放液阀被药液腐蚀和出气嘴被残留物堵塞。

（2）不用时请勿盛水盛液。

（3）使用前请确认电源已接地。

# 三、电子分析天平和电子天平

## （一）电子分析天平

电子分析天平是采用 MCS-51 系列单片微机的多功能电子分析天平(图 2-10)。除一般智能化电子天平所具有的称量自动校准,积分时间可调和灵敏度可适当选择外,本天平还具有 3 种量制,克、米制克拉和金盎司可供用户自由选择(米制克拉和金盎司供出口天平用),数据接口配有 RS232C 通用串行双向口,能与微机和串行打印机相连。其中可设四挡不同的定时时间供用户自由选择。本天平广泛用于企事业单位和学校、研究所实验室快速精确测定物体质量,是理想的实验室仪器。

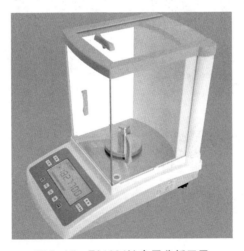

图 2-10　FA1004N 电子分析天平

1.技术参数　电子分析天平技术参数见表 2-3。

2.电子分析天平结构　如图 2-11。

表2-3　电子分析天平技术参数

| 准确度级别 | II |
| --- | --- |
| 称量范围/g | 0~300 |
| 实际标尺分度值/mg | 1 |
| 去皮范围/g | 0~300 |
| 重复性误差(标准偏差)/g | 0.001 |
| 稳定时间(典型)/s | ≤6 |
| 积分时间(可调)/s | 2/4/8 |
| 称盘直径/mm | 110 |
| 外形尺寸/mm | 324×217×335 |
| 净重/kg | 6.8 |
| 电源 | AC 220 V$^{+22\,V}_{-33\,V}$、50 Hz |
| 功率/(V·A) | 15 |
| 自校砝码量值/g | 200 |
| 开机预热时间/min | 60 |

注:本天平电源插上即已通电,面板开关只对显示起作用。如天平长期不用应拔去电源插头(长期不用指5 d以上)。每天连续使用不用断电源,关闭显示即可。由于常通电可不预热,随时可用。

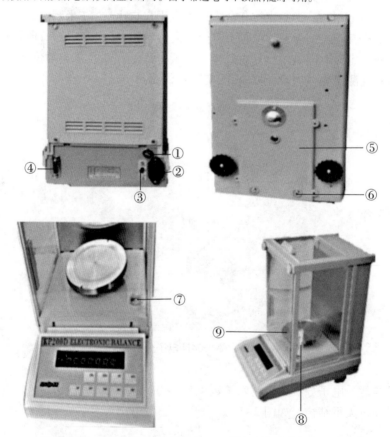

①保险丝盒;②电源插座;③220 V/110 V转变开关;④数据接口;⑤盖板;
⑥挂钩;⑦水平仪;⑧水平调节脚;⑨称盘。

图2-11　FA1004N电子分析天平

3. 操作使用

（1）准备

1）拆箱后，除去一切包装，取出风罩内缓冲海绵，装好称盘。

2）将天平置于稳定的工作台上，避免震动、阳光照射和气流。

3）工作环境温度：Ⅰ级天平为20 ℃±2.5 ℃，其温度波动不大于1 ℃/h；Ⅱ级天平为20 ℃±7.5 ℃，其温度波动不大于5 ℃/h。

4）相对湿度：Ⅰ级天平为50%～75%；Ⅱ级天平为50%～80%。

5）工作电压为：187～242 V、50 Hz。

（2）操作：①使用前观察水平仪。如水泡偏移，需调节水平调节脚。使水泡位于水平仪中心。②本天平采用轻触按键，能实行多键盘控制，操作灵活方便，各功能的转换与选择只需按相应的按键。

（3）开机：①选择合适的电源电压，将电压转换开关置于相应位置。②天平接通电源，开始通电工作（显示器未工作），通常预热以后，方可开启显示器进行操作使用。

**键盘的操作功能**

• "ON"开启显示器键：只要轻按一下"ON"键，显示器全亮。

| ± | % |
|---|---|
| 8888888 | |
| 0 | g |

对显示器的功能进行检查，约2 s后，显示天平的型号。例如：

| —2003— |
|---|

然后是称量模式：

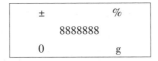

• "OFF"关闭显示器键

轻按<OFF>键，显示器熄灭即可。若长时间不再使用天平，应拔去电源线。

• "TAR"清零、去皮键

置容器于秤盘上，显示出容器的质量：

| +18.901 g |
|---|

然后轻按"TAR"键，显示消隐，随即出现全零状态，容器的质量值已去除，即去皮重。

| 0.000 g |
|---|

当拿去容器，就出现容器质量的负值：

| −18.901 g |
|---|

再轻按"TAR"键，显示器为全零，即天平清零：

| 0.000 g |
|---|

（4）天平校准：因存放时间较长、位置移动、环境变化或为获得精确测量数据，天平在使用前一般都应进行校准操作。

1)校准天平的准备:取下秤盘上所有被称物。置 COU—0,UNT—g,INT—3,ASD—2 模式。轻按"TAR"键,天平清零。

2)校准:轻按一下"CAL"键,接着显示出现闪烁码"CAL—200",此时放上 200 g 校准砝码,显示闪烁码"CAL—200"停止闪烁,经数秒钟后,显示出现"200.000 g",拿去标准砝码,显示出现"0.000 g",若显示不为零,则再清零(按去皮键),重复以上校准操作(为了得到准确的校准结果,最好反复校准两次)。校准顺序如下:

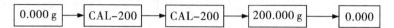

(5)COU 点数功能:本天平具有点数功能,其平均数设有 5、10、25、50 四档。

平均数范围设置:只要按"COU"键不松手,显示器就会出现如下所示,不断循环:

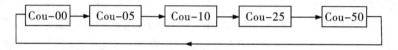

分别代表称量状态、5、10、25、50 只的平均值。如你需要一般称量功能,当显示器出现:"Cou-00"时即松手,随即出现等待状态"-------",最后出现称量状态"0.000 g"。如你需要进入点数状态,取 5 只的平均值,当显示器显示"Cou-05"时松手,在秤盘上放入 5 只被称物,再按一下"CAL"键,随即出现"-------"等待状态数秒后,显示为"5",拿去被称物,显示器显示"0",这时就可以对相同的物体进行点数操作。(注意,被称物体的质量不能大于天平的最大称量范围)。若你用 10 甚至 50 只进行平均,那么你点数的精度会更高。

(6)UNT 量制转换:只要按住"UNT"键不松手,显示器就会出现如下所示,不断循环:

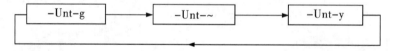

"g"表示单位为克,"~"表示单位为米制克拉,"y"表示单位为金药盎司。量制单位的具体设置同"RNG"键。

(7)INT 积分时间调整:积分时间有 4 个依次循环的模式可供选择。如下所示。

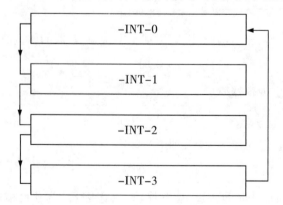

其对应的积分时间长短为:-INT-0,快速;-INT-1,短;-INT-2,较短;-INT-3,较长。

"INT"键选定积分时间办法也同"RNG"键一样。

(8) ASD 灵敏度调整：灵敏度也有依次循环的 4 种模式可供选择。如下所示。

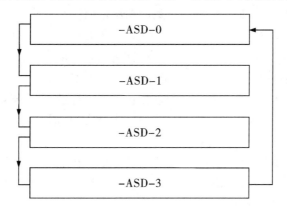

其对应的灵敏度为：-ASD-0,最高；-ASD-1,高；-ASD-2,较高；-ASD-3,低。

其中-ASD-0 是生产调试用模式,用户不宜使用。用"ASD"键选定灵敏度模式的办法也同"RNG"键一样。

先将 ASD 与 INT 二模式的配合使用情况列出,供用户参考。最快称量速度：INT-1, ASD-3；通常使用情况：INT-3,ASD-2；环境不理想时：INT-3,ASD-3。

(9) PRT 输出模式设定。只要按住"PRT"键不松手,显示器就会出现 4 种模式依次循环,供用户选择。如下所示：①PRT-0 为非定时按键输出模式。此时只要轻按一下"PRT"键,输出接口上就输出当时的称量结果一次。注意：这时应又轻又快地按此键,否则会出现下一个输出模式。②PRT-1 为定时 30 s 输出一次。③PRT-2 为定时 1 min 输出一次。④PRT-3 为定时 2 min 输出一次。⑤PRT-4 为数据连续输出。

"PRT"键模式的设定办法也同"RNG"键。

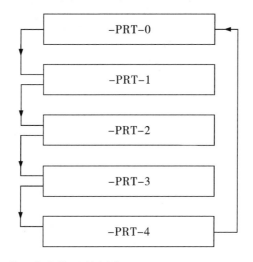

(10)称量、去皮、加物、读取偏差等操作

1)称量：以上各模式待用户选定后(本天平由于具有记忆功能,所有选定模式能保持断电后,不丢失就可用于称量),按"TAR"键,显示为"0"后,置被秤物于称盘上,待天平稳

定即显示器左边的"0"标志熄灭后,该显示值即为被称物体的质量值。

2)去皮重:置容器于秤盘上,天平显示容器质量,按"TAR"键,显示"0",即去皮重。再置被称物于容器中,这时显示的是被称物的总质量值。

3)累计称量:用去皮重称量法,将被称物逐个置于秤盘上,并相应逐一去皮清零,最后移去所有被称物,此时显示数的绝对值为被称物的总质量值。

4)加物:置于"INT-0"模式,置容器于秤盘上,去皮重。将称物(液体或松散物)逐步加入容器中,能快速得到连续读数值。当加物达到所需称量,显示器最左边的"0"标志熄灭后,这时显示的数值即为用户所需的称量值。当加入混合物时,可用去皮重法,对每种物质计净质量。

5)读取偏差:置基准砝码(或样品)于秤盘上,去皮重,然后取下基准码,显示其负值。再置称物于秤盘上,视称物比基准砝码重或轻,相应显示正或负偏差值。

6)下称:拧松底部下盖板的螺丝,露出挂钩。将天平置于开孔的工作台上,调整水平,并对天平进行校准工作,就可以用挂钩挂物称量了。

4.天平的维护保养和故障排除

(1)维护与保养:天平必须小心使用。称盘与外壳需经常用软布和牙膏轻轻擦洗。切不可用强溶解剂擦洗。

(2)故障与排除:见表2-4。

表2-4 电子分析天平的故障排除

| 序号 | 故障 | 原因 | 排除 |
| --- | --- | --- | --- |
| 1 | 显示器全不亮 | ·天平未正常接通电源<br>·天平显示器开关未开<br>·瞬时干扰<br>·熔断丝损坏 | ·设法接通电源<br>·按"ON"键<br>·重新开关天平或重插电源线<br>·换熔断丝,若再次烧坏,须送检修 |
| 2 | 仅显示上部线段"_____" | ·超过最大载荷<br>·内部记忆校准数可能破坏<br>·称盘未安装好 | ·应立即减小载荷<br>·可按上述"校准天平"操作顺序重新校准。此时标准砝码放上去后,需经约8 s稳定后,再显示校准结果<br>·重新安装称盘 |
| 3 | 仅显示下部线段"_____" | ·称盘未安装好<br>·未放上称盘而欠轻 | ·重新安装称盘 |
| 4 | 称量显示值不稳定(数据跳动) | ·有气流<br>·工作台不稳定<br>·天平积分时间短<br>·天平所处室温波动大 | ·关闭天平防风门<br>·天平置于稳定的工作台上<br>·可选较长的积分时间<br>·控制室温 |
| 5 | 称量结果不准确 | ·称物前未清零<br>·天平未校准或校准砝码不准确<br>·电源电压不正确 | ·按"TAR"键<br>·天平重新校准<br>·改用正确电源 |

续表 2-4

| 序号 | 故障 | 原因 | 排除 |
|------|------|------|------|
| 6 | 显示器停留在某一位数字或出现无意义符号 | ·可能瞬时干扰<br>·电源电压不正确 | ·重新开机或重插电源<br>·改用正确电源 |
| 7 | 显示器左边稳定,标志"0"不熄灭 | ·天平灵敏度较高<br>·天平所处环境不理想(如气流大、有振动、室温波动大等) | ·改选灵敏度低的一档<br>·应改变环境 |
| 8 | 一直显示等待状态"_____" | ·天平所处环境不理想(如气流大,有振动,室温波动大等)<br>·天平灵敏度过高 | ·应改变环境<br>·可选择 ASD-3 档 |
| 9 | 显示"Err-1"或"Err-2" | ·可能瞬时干扰<br>·天平有故障 | ·重新开机或重插电源<br>·送检修单位 |
| 10 | 显示"CAL"或"Err" | ·校准天平前,秤盘上留有物体<br>·校准砝码不准确<br>·校准天平前未清零<br>·未显示称量模式就按"CAL"键 | ·拿去物体,清零并校准<br>·清零并校准<br>·清零并校准<br>·转到称量模式 |
| 11 | 显示器最右边的称量单位不显示 | ·天平未经校准<br>·天平内部记忆的标准数被冲掉 | ·需对天平进行校准<br>·需对天平进行校准 |
| 12 | 显示"Cou-Err" | ·点数操作时未预置过常数<br>·预置常数时称量太大<br>·预置常数时称量太小 | ·作点数平均数的预置操作 |

## (二)电子天平

超薄外形、液晶和荧光两种可选。显示精确可靠,自动校准,具有一般称量、计数称量、百分比称量、活动物称量方式及 10 种称量单位转换等功能(图 2-12)。

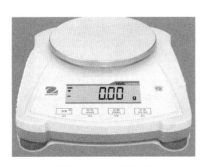

图 2-12　电子天平

1. 操作规程

（1）调水平：调整地角螺栓高度，使水平仪内空气气泡位于圆环中央。

（2）开机：接通电源，按开关键直至全屏自检。

（3）预热：天平在初次接通电源或长时间断电之后，至少需要预热 30 min。为取得理想的测量结果，天平应保持在待机状态。

（4）校正：首次使用天平必须进行校正，按校正键"CAL"，电子天平将显示所需校正砝码质量，放上砝码直至出现"g"，校正结束。

（5）称量：使用除皮键"TARE"，除皮清零。放置样品，直至出现"g"，读取称量结果。

（6）关机：取出称量样品，关好天平门。按开关键，关机。

2. 注意事项　天平应 24 h 保持通电状态，不使用时将开关键关至待机状态，使天平保持保温状态，可延长天平使用寿命。

# 四、低速离心机

离心机的种类很多，根据转速不同，可以分为低速离心机、高速离心机和超速离心机，转速少于 6 000 r/min 的为低速离心机，大于 6 000 r/min 且少于 25 000 r/min 的为高速离心机，超过 30 000 r/min 的是超速离心机；根据用途不同，还可以将离心机分为分析离心机和制备离心机。

一般实验室配备的离心机其最大转速约为 4 000 r/min 左右的台式或落地式，现简要叙述一般低速离心机的使用方法（图 2-13）。

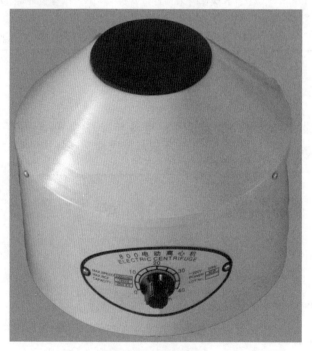

图 2-13　低速离心机

1. 使用方法

(1)检查离心机调速旋钮是否处在零位,外套管是否完整无损和垫有橡皮垫。

(2)离心前,先将离心的物质转移入合适的离心管中,以距离心管口 1~2 cm 为宜,以免在离心时被甩出。将离心管放入外套管中,在外套管与离心管间注入缓冲水,使离心管不易破损。

(3)取一对外套管(内已有离心管)放在台秤上平衡。如不平衡,可调整缓冲用水或离心物质的量。将平衡好的套管放在离心机十字转头的对称位置上。把不用的套管取出,并盖好离心机盖。

(4)接通电源,开启开关。

(5)平稳、缓慢地转动调速手柄(需 1~2 min)至所需转速,待转速稳定后再开始计时。

(6)离心完毕,将手柄慢慢地调回零位,关闭开关,切断电源。

(7)待离心机自行停止转动后,才可打开机盖,取出离心样品。

(8)将外套管、橡胶垫冲洗干净,倒置,干燥备用。

2. 注意事项

(1)离心机要放在平坦和结实的地面或实验台上,不允许倾斜。

(2)离心机应接地线,以确保安全。

(3)离心机启动后,如有不正常的噪声及振动,可能离心管破碎或相对位置上的两管重量不平衡,应立即关机处理。

(4)须平稳、缓慢增减转速。关闭电源后,要等候离心机自动停止。不允许用手或其他物件迫使离心机停转。

(5)一年检查一次电动机的电刷及轴承磨损情况,必要时更换电刷或轴承。注意电刷型号必须相同。更换时要清洗刷盒及整流子表面污物。新电刷要自由落入刷盒内。要求电刷与整流子外圆吻合。轴承缺油或有污物时,应清洗加油,轴承采用二硫化钼锂基脂润滑。加量一般为轴承空隙的1/2。

# 实训三 磺胺嘧啶非静脉给药后的药时曲线及药动学参数计算

## 实验导引

**知识要求**

1. 掌握磺胺嘧啶钠浓度标准曲线的制作方法。
2. 熟悉磺胺嘧啶非血管内一次给药后血药浓度随时间变化的规律。
3. 熟悉用计算机软件绘制药物的药时曲线。

**能力要求**

1. 会用比色法对各样品中磺胺嘧啶的血药浓度进行定量分析。
2. 以血药浓度对相应时间作图,获得磺胺嘧啶静脉给药后的药时曲线。

【实验目的】

1. 熟悉磺胺嘧啶非血管内一次给药后血药浓度随时间变化的规律。
2. 掌握磺胺嘧啶钠浓度标准曲线的制作方法。

【实验原理】

已知磺胺嘧啶等磺胺类药物在酸性环境下其苯环上的氨基($-NH_2$)将被离子化而生成铵类化合物($-NH_3^+$)。后者与亚硝酸钠反应可发生重氮化反应进而生成重氮盐($-N \equiv N^+-$)。该化合物在碱性条件下可与麝香草酚生成橙黄色化合物。在 525 nm 波长下比色,其光密度与磺胺嘧啶的浓度成正比。具体反应过程如图 3-1。

图 3-1　磺胺类药物在酸性环境下的反应过程

根据上述原理,在对受试家兔一次给予一定剂量的磺胺嘧啶后,于不同时间点采集其静脉血样,采用比色法对各样品中磺胺嘧啶的血药浓度进行定量分析,并以血药浓度对相应时间作图,从而获得磺胺嘧啶的静脉给药后的药时曲线。

**【实验动物】**

家兔1只(3 kg 左右)。

**【实验药品】**

20%磺胺嘧啶(sulfadiazine,SD)溶液、7.5% 三氯醋酸溶液、0.1% SD 标准液、0.5%亚硝酸钠溶液、0.5%麝香草酚溶液(用20% NaOH 配制)、1 000 U/mL 肝素溶液、生理盐水、3%戊巴比妥钠溶液、蒸馏水。

**【实验器材】**

721 分光光度计、离心机、磅秤、手术器械、动脉夹、尼龙插管(或玻璃插管、硅胶管)、兔手术台、5 mL 注射器及针头、0.01 ~ 1.00 mL 移液器、吸头、试管、离心管、试管架、玻璃记号笔、药棉、纱布、计算机。

**【实验方法】**

1. 麻醉  全身麻醉(又称全麻)或局麻均可。取家兔一只(实验前禁食 12 h,不禁水),记录体重和性别,耳缘静脉注射3% 戊巴比妥钠溶液 0.8 ~ 1.0 mL/kg 麻醉,仰位固定于兔手术台上。

2. 手术  颈部手术区剪毛,切皮约 6 cm,钝性分离皮下组织和肌肉,气管插管,分离出颈总动脉 2 ~ 3 cm,在其下穿两根细线,结扎远心端,保留近心端。

3. 注射  耳缘静脉注射 1 000 U/mL 肝素溶液 1 mL/kg。

4. 插管  用动脉夹夹住动脉近心端,再于两线中间的一段动脉上剪一"V"形切口,插入尼龙插管,用线结扎牢固,以备取血用。

5. 取血  打开动脉夹放取空白血样0.4 mL,分别放入 1 号管(空白管)和 2 号管(标准管)各 0.2 mL 摇匀静置。而后腹腔注射 20% SD 1.5 mL/kg,分别于注射后 5、15、30、45、75、120、180、240、300 min 时由动脉取血 0.2 mL 加到含有 2.7 mL 7.5% 三氯醋酸的试管中摇匀。标准管加入 0.1% SD 标准液 0.1 mL,其余各管加蒸馏水 0.1 mL 摇匀。

6. 显色  将上述各管离心 5 min(1 500 ~ 2 000 r/min),取上清液 1.5 mL,加 0.5% 亚硝酸钠 0.5 mL,摇匀后,再加入 0.5% 麝香草酚 1 mL 后溶液为橙色。

7. 测定  用分光光度计在 525 nm 波长下测定各样品管的光密度值。

8. 计算血中药物浓度  根据同一种溶液浓度与光密度成正比的原理,可用标准管浓度及其光密度值求算出样品管的磺胺药物浓度。公式如下:

样品管光密度(OD)/标准管光密度(OD′)= 样品管浓度(μg/mL)/标准管浓度(μg/mL)

样品管浓度(μg/mL)= 样品管光密度(OD)×标准管浓度/标准管光密度 (OD′)

血药浓度(μg/mL)= 样品管浓度×稀释倍数

**【实验结果】**

将所得数据填入表 3-1 中,并用计算机软件绘制药物的药时曲线。

表 3-1 药动学参数数据结果

| 试管 | | 加入液体 | 光密度 | 浓度/(μg/mL) |
|---|---|---|---|---|
| 空白管 | | 蒸馏水 | 0 | |
| 标准管 | | SD 标准液 | | 16.7 |
| 给药后/min | 5 | 蒸馏水 | | |
| | 15 | | | |
| | 30 | | | |
| | 45 | | | |
| | 75 | | | |
| | 120 | | | |
| | 180 | | | |
| | 240 | | | |
| | 300 | | | |

**【注意事项】**

1. 每次取血前要先将插管中的残血放掉。

2. 每吸取一个血样时,必须更换吸量管,若只用一支吸量管时必须将其中的残液用生理盐水冲净。

3. 将血样加到三氯醋酸试管中后应立即摇匀,否则易出现血凝块。

**【思考题】**

1. 本实验的原理是什么?

2. 做好本实验的关键步骤是什么? 在操作中应注意哪些问题?

实训四

# 磺胺类药物在体内的分布

## 实验导引

### 知识要求
1. 掌握磺胺嘧啶钠浓度标准曲线的制作方法。
2. 熟悉用计算机绘制给药后不同组织中的药物分布图。

### 能力要求
1. 会正确采集其静脉血样。
2. 能分析药物在体内的分布动力学规律。

**【实验目的】**

1. 学习血液和组织中药物含量的测定方法。

2. 了解磺胺类药物在体内的分布动力学规律与临床意义。

**【实验原理】**

吸收:药物自用药部位进入血液循环的过程称为吸收。分布:药物随血液循环到达机体各部位的过程称为分布。

磺胺嘧啶的测定原理:已知磺胺嘧啶等磺胺类药物在酸性环境下其苯环上的氨基($—NH_2$)将被离子化而生成铵类化合物($—NH_3^+$)。后者与亚硝酸钠反应可发生重氮化反应进而生成重氮盐($—N \equiv N^+—$)。该化合物在碱性条件下可与麝香草酚生成橙黄色化合物。在 525 nm 波长下比色,其光密度与磺胺嘧啶的浓度成正比。具体反应过程如图 3-1。

根据上述原理,在给受试家兔一次给予一定剂量的磺胺嘧啶后,于不同时间点采集其静脉血样,采用比色法对各样品中磺胺嘧啶的血药浓度进行定量分析,并以血药浓度对相应时间作图,从而获得磺胺嘧啶的静脉给药后的药时曲线。

**【实验动物】**

小白鼠 3 只(25 g 以上)。

**【实验药品】**

20% 磺胺嘧啶(sulfadiazine, SD)溶液、7.5% 三氯醋酸溶液、15% 三氯醋酸溶液、0.1% SD 标准液、0.5% 亚硝酸钠溶液、0.5% 麝香草酚溶液(用 20% NaOH 配制)、

1 000 U/mL肝素溶液、生理盐水、3%戊巴比妥钠溶液、蒸馏水。

【实验器材】

721分光光度计、离心机、磅秤、手术器械、动脉夹、尼龙插管(或玻璃插管、硅胶管)、兔手术台、5 mL注射器及针头、0.01~1.00 mL移液器、吸头、试管、离心管、试管架、玻璃记号笔、药棉、纱布、计算机、烧杯、比色杯。

【实验方法】

1. 标准管制备:精确吸取0.05% SD 0.1 mL加入1.4 mL含7.5%三氯醋酸的试管中,摇匀,加入0.5%亚硝酸钠0.5 mL,摇匀后,再加入0.5%麝香草酚1.0 mL。

2. 取小白鼠3只,禁食12 h,不禁水,其中2只用20% SD灌胃0.1 mL/10 g,另1只用生理盐水灌胃0.1 mL/10 g作为对照。

3. 给药的2只小鼠分别于给药后30、60 min断头取血(离心管内预先加入1 000 U/mL肝素0.1 mL抗凝),取血后立即摇匀。对照小鼠在实验开始后同法取血。

4. 取试管3支编号,分别于1号管(对照)、2号管(给药30 min)和3号管(给药60 min)内加7.5%三氯醋酸各2.8 mL,再加入抗凝血各0.2 mL用振荡器充分混匀。

5. 取试管9支编号。预先称重硫酸纸。迅速剖取上述小鼠的肝、肾、脑并用滤纸沾去上面的血液。称取小鼠全脑、全肾及300~400 mg肝组织,分别置于组织研磨器中,加入生理盐水(0.5 mL/100 mg组织),研碎后再加入15%三氯醋酸(0.5 mL/100 mg组织)摇匀,制成匀浆后全部倾入试管中。

6. 将对照鼠和给药鼠的血及组织匀浆离心10 min(1 500 r/min),分别取上清液1.5 mL放入另一相应试管中,加入0.5%亚硝酸钠各0.5 mL,充分摇匀后再加入0.5%麝香草酚1.0 mL,摇匀后为橙黄色(图4-1)。

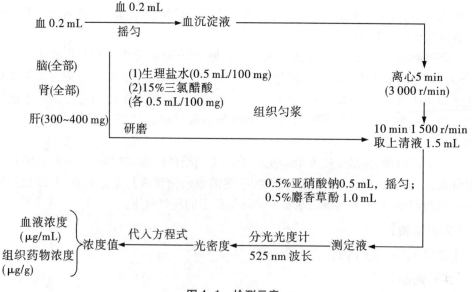

图4-1 检测示意

7. 用分光光度计在 525 nm 波长下以对照鼠样品管作空白管,分别测定各用药样品管的光密度值,代入到以下公式换算出血药浓度($\mu$g/mL)和组织药物浓度($\mu$g/g)。

样品管浓度($\mu$g/mL)=样品管光密度(OD)×标准管浓度/标准管光密度(OD′)

血药浓度($\mu$gm/L)=样品管浓度×稀释倍数(30)

组织内浓度($\mu$g/g)=样品管浓度×稀释倍数(20)

【实验结果】

将给药后不同组织中的药物分布结果填入表 4-1,并用计算机绘制给药后不同组织中的药物分布图。

表 4-1 给药后不同组织中的药物分布结果

| 组织 | 时间/min | 吸光度(A) | 浓度 C/($\mu$g/mL) | 组织中药物量/($\mu$g/g) |
|---|---|---|---|---|
| 肝 | 30 | | | |
| | 60 | | | |
| 肾 | 30 | | | |
| | 60 | | | |
| 心脏 | 30 | | | |
| | 60 | | | |
| 脑 | 30 | | | |
| | 60 | | | |
| 血 | 30 | | | |
| | 60 | | | |

【注意事项】

1. 集血瓶和注射器用时需提前用肝素溶液润洗。

2. 给药组取血间隔为用药后半小时。

3. 每次所取样品中磺胺的浓度不一样,磺胺很容易被污染,所以实验过程中注射器等应该清洗干净,避免交叉污染。

4. 配平时用烧杯配平,左重右轻。

5. 分光光度计提前预热,比色杯先润洗,不能碰到比色杯光滑面。

【思考题】

1. 实验中三氯醋酸的作用是什么?

2. 本实验误差来源有哪些方面?

# 不同给药途径对药物作用的影响

## 方法一　硫酸镁实验法

 实验导引

**知识要求**

1. 掌握不同给药途径对药物作用的快慢和强弱的影响（硫酸镁）。
2. 熟悉小白鼠不同途径的给药方法。

**能力要求**

1. 掌握正确的小白鼠灌胃方法。
2. 能正确选择小白鼠的给药途径。

【实验目的】

1. 观察不同给药途径对药物作用的快慢和强弱的影响。
2. 学习小白鼠不同途径的给药方法。
3. 观察指标：动物活动增加情况、呼吸急促、反射亢进、震颤、惊厥及死亡时间、炭末推进率等。

【实验原理】

不同的给药途径，会使药物发挥不同的作用，口服硫酸镁可导泻和利胆，注射则产生止痉、镇静和降低颅内压的作用。

【实验动物】

小白鼠4只。

【实验药品】

5%硫酸镁溶液、生理盐水、5%炭末阿拉伯胶混悬液。

【实验器材】

1 mL注射器，灌胃针头，电子天平，250 mL烧杯。

【实验方法】

1. 取禁食12 h的小白鼠4只，鉴别雌雄、称重、编号。分别标为对照组、灌胃组和腹腔注射组,按以下方法给药。

A:灌胃组,灌胃给予5%硫酸镁溶液0.2 mL/10 g。

B:灌胃组,灌胃给予生理盐水0.2 mL/10 g。

C:腹腔注射组,腹腔注射给予3.5%硫酸镁溶液0.2 mL/10 g。

D:腹腔注射组,腹腔注射给予生理盐水0.2 mL/10 g。

2.给药后注意观察动物的活动情况,是否有肌肉松弛的表现。

3.15 min后每只小鼠均灌胃给予5%炭末阿拉伯胶混悬液0.2 mL。

4.灌胃后15 min,将小鼠脱臼处死,剖开腹腔,取出胃肠道。剪去附着在肠管上的肠系膜,将肠管不加牵引地、轻轻地平铺在玻璃板上(玻璃板上滴少许生理盐水)。

以幽门为起点,测量炭末在肠管内的移动距离和小肠(自幽门至回盲部)的全长,计算每只小鼠炭末的移动距离占小肠全长百分比(炭末推进率),比较两组动物的活动状况和胃肠炭末推进率,小鼠肠解剖结构如图5-1所示。

炭末推进率计算公式:
$$炭末推进率=炭末的移动距离(cm)/小肠全长(cm)×100\%$$

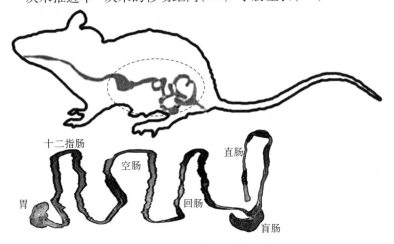

图5-1 小鼠肠解剖结构示意

【实验结果】

观察给药后各鼠表现,并把结果填入表5-1。

表5-1 不同剂量对药物作用的影响

| 鼠号 | 性别 | 体重/g | 药物及剂量 | 给药方式 | 动物反应 | 炭末推进率/% |
|---|---|---|---|---|---|---|
| A | | | | | | |
| B | | | | | | |
| C | | | | | | |
| D | | | | | | |

**【注意事项】**

掌握正确的小白鼠灌胃方法,避免因药物误入气管而使小白鼠窒息死亡,防止刺破其食管和胃壁。

**【思考题】**

1.灌胃和腹腔注射给予硫酸镁的效应有哪些不同?为什么?

2.给药途径不同对药物作用有何影响?

3.临床上如何选择给药途径?

# 方法二 尼可刹米实验法

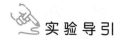 实验导引

知识要求

　　1.掌握不同给药途径对药物作用的快慢和强弱的影响(尼可刹米)。

　　2.熟悉小白鼠不同途径的给药方法。

能力要求

　　1.学会观察给药后动物活动的指标。

　　2.能正确分析不同给药途径、药物作用的特点。

**【实验目的】**

1.观察不同给药途径对药物作用的快慢和强弱的影响。

2.学习小白鼠不同途径的给药方法。

3.观察指标:动物活动增加情况、呼吸急促、反射亢进、震颤、惊厥及死亡时间等。

**【实验原理】**

尼可刹米属于中枢兴奋药,可直接或反射性地兴奋延脑呼吸中枢,但若剂量过大,则可引起中枢神经系统各个部位的广泛兴奋,导致惊厥。本实验对小白鼠应用过量的尼可刹米,以观察不同给药途径对药物作用的影响。

**【实验动物】**

小白鼠3只。

**【实验药品】**

2%尼可刹米溶液、苦味酸溶液(标记用)。

**【实验器材】**

电子天平(配塑料杯1个)、1 mL注射器(3个)、5号针头、灌胃针头、鼠笼。

**【实验过程】**

1. 选择性别相同、体重相近的小白鼠 3 只(记为 A、B、C),称重、标记,观察并记录小白鼠的正常活动情况,无显著差异后依次给药。

2. 3 只小鼠给药剂量相同,尼可刹米 4 mg/10 g,但给药途径不同:1 号小鼠灌胃;2 号小鼠皮下注射;3 号小鼠腹腔注射。

3. 给药后立即记录给药时间,密切观察小鼠反应,记录动物首次出现惊厥的时间。从给药到惊厥首次出现的一段时间为药物作用潜伏期。

**【实验结果】**

1. 观察结果。给药后各鼠表现有何不同?

2. 记录结果。把结果填入表 5-2。

表 5-2　不同给药途径对药物作用的影响

| 鼠号 | 体重/g | 尼可刹米剂量/(mg/10 g) | 给药途径 | 给药时间 | 作用潜伏期 | 药物反应 |
|---|---|---|---|---|---|---|
| A |  |  |  |  |  |  |
| B |  |  |  |  |  |  |
| C |  |  |  |  |  |  |

**【注意事项】**

1. 给小鼠灌胃,必须使药液准确到达胃内,如果刺破食管或胃壁,给药途径则发生改变,药物作用出现快而强,实验失败。

2. 惊厥的表现为四肢、躯干与颜面骨骼肌非自主的强直与阵挛性抽搐,常为全身性、对称性,伴有或不伴有意识丧失。

**【思考题】**

1. 给药途径不同,一般情况下对药物的作用产生什么影响? 在哪些情况下可使药物的作用产生质的差异?

2. 给药途径不同时,药物的作用为什么有的会出现质的差异、有的会出现量的不同?

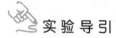

实训六

# 肝功能状态对药物作用的影响

## 实验导引

**知识要求**

1. 掌握肝功能损害模型的制造方法。
2. 熟悉筛选保护肝功能药物的方法。

**能力要求**

1. 学会观察肝功能状态对药物作用的影响。
2. 能正确分析戊巴比妥钠对正常和肝功能损害小白鼠睡眠反应的影响。

**【实验目的】**

1. 掌握肝功能损害模型的制造方法。观察肝功能状态对药物作用的影响。
2. 学习筛选保护肝功能药物的方法。

**【实验原理】**

肝是体内重要的代谢器官,绝大部分药物经肝代谢后的产物无活性,少数药物需经肝脏代谢转化成有活性的代谢产物,产生药物作用。当肝功能损害后,肝对药物的代谢功能减弱,引起药物的作用增强或减弱,或出现毒性作用。四氯化碳($CCl_4$)进入肝细胞后,经肝微粒体细胞色素 Po 激活,生成三氯甲基自由基和三氯甲基过氧自由基,与膜脂质和蛋白质分子发生共价结合,破坏膜组织结构和功能完整性,特别是损伤线粒体膜组织结构,影响代谢功能和能量合成,最终可导致肝细胞变性、坏死。戊巴比妥钠是镇静催眠药,主要经肝代谢。本实验主要观察肝损伤后对戊巴比妥钠诱导睡眠作用的影响。

**【实验动物】**

小白鼠 4 只(18 ~ 22 g,雌雄各半)。

**【实验药品】**

5% $CCl_4$ 油溶液,0.3% 戊巴比妥钠溶液,3% ~ 5% 苦味酸溶液(标记用)。

**【实验器材】**

鼠笼,1 mL 注射器,电子秤。

**【实验方法】**

1. 预实验:取体重相近的正常小白鼠 2 只(1、2 号鼠),鉴别雌雄,皮下注射 5% $CCl_4$

油溶液 0.1 mL/10 g,致肝损害。实验前 24 h 禁食。

2.取体重相近的正常小白鼠(3、4 号鼠)及给予 $CCl_4$ 的小白鼠(1、2 号鼠),均腹腔注射戊巴比妥钠溶液(0.3%,0.1 mL/10 g),记录并比较两组小白鼠麻醉持续时间(以翻正反射消失为指标)有何差别。

3.观察:实验结束后,将小白鼠拉断颈椎处死,解剖小白鼠,剖视肝,比较两组动物肝的外观(大小、颜色、充血程度)。

**【实验结果】**

1.观察结果。给药后各鼠表现有何不同?

2.记录结果。把结果填入表 6-1。

3.解剖观察各鼠肝的颜色变化。

表 6-1 戊巴比妥钠对正常和肝功能损害小白鼠睡眠反应的影响

| 鼠号 | 体重 | 药物 | | 翻正反射 | | 睡眠时间 |
|---|---|---|---|---|---|---|
| | | 5% $CCl_4$溶液 | 0.3%戊巴比妥钠溶液 | 消失时间 | 重现时间 | |
| 1 | | + | + | | | |
| 2 | | + | + | | | |
| 3 | | − | + | | | |
| 4 | | | + | | | |

**【注意事项】**

1.实验时注意环境温度,避免温度过低,代谢变慢,影响观察结果。

2.$CCl_4$需用油(花生油、豆油)稀释至所需浓度,且必须搅拌使其完全均匀溶解,注射剂量不宜过大,否则易造成中毒死亡。

3.$CCl_4$注射后,需禁食过夜,这样形成的肝损伤显著。

4.翻正反射消失:小白鼠仰面朝上,1 min 内不自主翻身为标准,如能自主翻身,则判为清醒。

**【思考题】**

1.肝功能损伤对戊巴比妥钠的麻醉作用有何影响?

2.简述肝功能不良的患者用药时应注意的问题。

3.肝损伤小鼠为什么会延长戊巴比妥钠诱导的睡眠时间?

实训七

# 不同给药剂量对药物作用的影响

## 方法一　苯甲酸钠咖啡因实验法

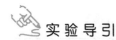 实验导引

> **知识要求**
> 1. 掌握不同药物剂量对药物作用的影响。
> 2. 熟悉药物剂量与药物作用的关系。
> 3. 药物剂量与药物作用的重要意义。
>
> **能力要求**
> 1. 学会分析不同药物剂量对药物作用的影响。
> 2. 能正确分析苯甲酸钠咖啡因(CNB)的作用和特点。

【实验目的】

观察不同药物剂量对药物作用的影响。咖啡因为中枢兴奋药,过量发生中毒可致惊厥甚至死亡。

【实验原理】

药物剂量大小是决定药物在体内浓度高低和作用强弱的主要因素之一。在一定范围内,剂量与作用的强弱成正比,但超过一定范围则可能发生中毒,甚至死亡。

【实验动物】

小白鼠 3 只。

【实验药品】

0.5%、2%、4%苯甲酸钠咖啡因溶液,苦味酸溶液(标记用)。

【实验器材】

电子天平(配塑料杯 1 个)、鼠笼、1 mL 注射器(1 个)、5 号针头。

【实验方法】

1. 取小白鼠 3 只,分别称重、标记,观察其正常活动情况。

2. 给药：1、2、3 号小白鼠分别腹腔注射 0.5%、2% 及 4% 的苯甲酸钠咖啡因溶液 0.1 mL（即 0.5 mg/10 g、2 mg/10 g、4 mg/10 g），记录给药时间。

3. 观察：给药后将小白鼠放置鼠笼中，密切观察其活动变化，记录反应和症状出现时间，比较各鼠药物反应的程度和快慢。

### 【实验结果】

1. 观察结果。给药后各鼠表现有何不同？
2. 记录结果。把结果填入表 7-1。

表 7-1　不同给药剂量对药物作用的影响

| 鼠号 | 苯甲酸钠咖啡因剂量/（mg/10 g） | 药物反应 | |
|---|---|---|---|
| | | 给药前 | 给药后 |
| 1 | | | |
| 2 | | | |
| 3 | | | |

### 【注意事项】

1. 成年小白鼠的呼吸频率为 140～210 次/min。
2. 注意观察胸部两侧被毛活动。

### 【思考题】

药物剂量与药物作用的关系及其重要意义。

# 方法二　戊巴比妥钠实验法

 实验导引

知识要求

　　1. 掌握药物剂量与药物作用的关系。
　　2. 了解药物剂量与药物作用的重要意义。

能力要求

　　1. 描述戊巴比妥钠的作用特点。
　　2. 能设计戊巴比妥钠不同剂量下的作用实验。

### 【实验目的】

学习药物剂量与药物作用的关系。

**【实验原理】**

戊巴比妥钠为镇静催眠药,其作用机制是选择性地抑制脑干网状结构上行激活系统,使大脑皮质的兴奋性降低。随着剂量由小到大,中枢抑制作用由浅入深,相继出现镇静、催眠和麻醉,过量则麻痹延脑呼吸中枢而致死。

**【实验动物】**

小白鼠 3 只。

**【实验药品】**

0.2%、0.4%、0.8% 戊巴比妥钠溶液、苦味酸溶液(标记用)。

**【实验器材】**

1 mL 注射器(1 个)、5 号针头、电子天平(配塑料杯 1 个)、鼠笼。

**【实验方法】**

1. 取小白鼠 3 只,称重并标记,观察和记录其正常活动情况。

2. 给药:腹腔注射戊巴比妥钠溶液,1 号小鼠:0.2%(0.1 mL/10 g);2 号小鼠:0.4%(0.1 mL/10 g);3 号小鼠:0.8%(0.1 mL/10 g)。

3. 给药后继续观察,比较各鼠的活动变化、翻正反射的消失与恢复时间以及呼吸变化。

**【实验结果】**

1. 观察结果。给药后各鼠表现有何不同?

2. 记录结果。把结果填入表 7-2。

表 7-2　不同给药剂量对药物作用的影响

| 鼠号 | 戊巴比妥钠剂量/（mg/10 g） | 药物反应 | | | |
|---|---|---|---|---|---|
| | | 蜷缩少动 | 闭目静卧 | 翻正反射消失 | 呼吸停止 |
| 1 | | | | | |
| 2 | | | | | |
| 3 | | | | | |

**【注意事项】**

1. 翻正反射:正常动物可保持站立姿势,如将其推倒或呈背位仰卧,动物将立即翻正过来,这种反射称为翻正反射。

2. 中枢抑制的动物表现为蜷缩少动、闭目静卧、翻正反射消失和呼吸停止,分别代表药物的镇静、催眠、麻醉和呼吸麻痹 4 种作用。

**【思考题】**

药物剂量与药物作用的关系及其重要意义。

# 实训八
## 药物血浆半衰期及表观分布容积的测定

**实验导引**

**知识要求**

1. 掌握药物血浆半衰期及表观分布容积的测定方法。

2. 熟悉激动剂量效曲线的测定方法。

**能力要求**

1. 能正确观察静脉注射酚红后,不同时间血浆药物浓度的变化。

2. 能正确计算血浆半衰期和表观分布容积。

【实验目的】

1. 观察静脉注射酚红后,不同时间内血浆药物浓度的变化。

2. 掌握血浆药物浓度的测定方法、血浆半衰期($t_{1/2}$)及表观分布容积($V_d$)的计算。

【实验原理】

酚红(PSP)为指示剂,在碱性环境中呈现紫红色。PSP 静脉注射后,在体内不代谢,主要由肾近曲小管分泌排出,因此可通过比色测定不同给药时间血浆中 PSP 的光密度值,定量计算血中 PSP 的浓度。

【实验动物】

家兔 1 只(2.0~2.5 kg,雌雄均可)。

【实验药品】

1、2、4、8、16 μmol/L 酚红溶液,0.6% 酚红溶液,稀释液,1 mol/L 氢氧化钠溶液,75% 酒精,1 000 U/mL 肝素溶液,生理盐水。

【实验器材】

分光光度计,离心机,兔台,兔固定绳,手术器械一套,丝线,5 mL 注射器,针头(5~6 号),抗凝试管,离心试管,动脉夹,擦镜纸,滤纸,定量加样器。

【实验方法】

1. 麻醉并固定:取健康家兔 1 只,称重,3% 戊巴比妥钠溶液 1 mL/kg 耳缘静脉注射麻醉,仰卧位固定在兔台上。

2. 手术:纵向切开颈部正中皮肤,分离颈下组织,找到气管,在气管一侧分离出颈总动脉,从颈总动脉下穿两线待用。由耳缘静脉注射肝素钠溶液 1 mL/kg,结扎远心端,近心端用动脉夹夹住,两端之间留 2 cm 距离,用眼科剪在远心端朝近心端方向呈 45°角剪小口,然后朝向心方向插入塑料管,推进 1～2 cm 结扎并固定,塑料管用止血钳夹住,松开动脉夹。

3. 取空白血:自动脉导管取血约 1 mL,置于编号的干燥抗凝试管中,轻摇混匀。

4. 给药及取血样:从耳缘静脉注射 6 mL/kg 0.6% 酚红溶液,给药后 2、5、10、20 和 30 min分别取血约 1 mL,置于编号的干燥抗凝试管中,轻摇混匀。

5. 离心和测定:各取定量血样于编号离心试管中,以 3 000 r/min 离心 10 min,分别取血浆 0.1 mL,加入清洁编号试管内,加稀释液各 2 mL,摇匀后静置 5 min,以给药前血样做空白对照调零,丁分光光度计 560 nm 波长处进行比色测定,记录其光密度值。将给药后不同时间的光密度输入计算器,计算出不同时间酚红的血浆浓度。

6. 制作酚红溶液 1、2、4、8、16 μmol·L$^{-1}$标准曲线(由老师率先绘制)。

【实验结果】

1. 将实验结果填入表 8-1。

2. 以浓度为横坐标,以光密度为纵坐标,绘制标准曲线,计算回归方程。

3. 以血浆药物浓度的对数值为纵坐标,时间为横坐标绘制时量曲线,一级消除动力学的时量关系呈直线。

该直线的方程式为 $\log C_t = \lg C_0 - k/2.303 \cdot t$

药物血浆半衰期 $t_{1/2} = 0.693/k$(单位:h 或 min)

$V_d = A/C_0$(A 为给药总量)

4. 用 Excel 表进行直线回归,计算不同时间酚红的血浆浓度。

表 8-1 血浆药物吸光度记录表

| 采血时间 | 2 min | 5 min | 10 min | 20 min | 30 min |
|---|---|---|---|---|---|
| 光密度 | | | | | |
| $C_t$ | | | | | |
| $\lg C_t$ | | | | | |

【注意事项】

1. 分离颈总动脉时,要把神经分离开,结扎的时候不能结扎神经。

2. 用取液器取上清液的时候,小心谨慎,不要取出血。

3. 离心时应将取血试管平衡后对称置入。

4. 禁止用手接触比色皿的光面,若有液体,只能用擦镜纸。

【思考题】

叙述 $t_{1/2}$ 及 $V_d$ 的定义及意义。

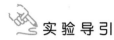

实训九

# 竞争性拮抗剂 $pA_2$ 的测定

## 实验导引

**知识要求**

1. 掌握 $pA_2$ 的测定方法。

2. 熟悉激动剂量效曲线的测定方法。

**能力要求**

1. 能正确分析量效曲线。

2. 能正确设计 $pA_2$ 的测定实验。

**【实验目的】**

学习激动剂量效曲线的测定方法,拮抗剂对激动剂量效曲线的影响,以及竞争性拮抗剂的 $pA_2$ 值的计算方法。

**【实验原理】**

在一定范围内药物随剂量或浓度的增加,效应也相应增加。以效应为纵坐标,剂量的对数值为横坐标,可绘制出对称的"S"形曲线。本实验选择对 α 受体有兴奋作用的乙酰胆碱(去甲肾上腺素,NA),应用兔主动脉血管条为标本(含 α 受体)进行实验,按累积浓度进行实验,观察去甲肾上腺素剂量的增加,肌肉收缩效应的变化,从而绘制量效关系曲线。

**【实验动物】**

家兔 13 只(2 kg 左右)。

**【实验药品】**

酚妥拉明溶液、去甲肾上腺素。

**【实验器材】**

多媒体教学实验系统、标本板、张力传感器。

【实验方法】

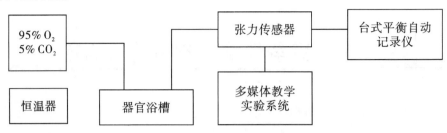

图 9-1  竞争性拮抗剂 $pA_2$ 的测定流程

1. 标本制作  取体重 2 kg 左右家兔,雌雄不拘,击昏后开胸剪取胸主动脉,立即置入通有 95% $O_2$ 和 5% $CO_2$ 混合气体的 Kerb's 溶液中(图 9-1)。仔细除去血管周围结缔组织,套在细棒上,剪成 25 cm×3 cm 的螺旋条,两端分别结扎并留置一段线头。将标本放入盛有 10 mL Kreb's 溶液的浴槽中(pH 7.3~7.4,37 ℃ 通入混合气体 1~2 个气泡/s)。一端固定于标本板小钩上,另一端与张力传感器相连。负荷 4 g,平衡 1 h,其间每 15 min 换一次营养液。

2. 给药  按表 9-1 顺序向浴槽内加入去甲肾上腺素。

表 9-1  浴槽内加入去甲肾上腺素的顺序

| 编号 | 药液浓度/ (mol/L) | 注药量/ mL | 浴槽药物终浓度/ (mol/L) |
|---|---|---|---|
| 1 | | 0.01 | $1 \times 10^{-9}$ |
| 2 | $1 \times 10^{-6}$ | 0.02 | $3 \times 10^{-9}$ |
| 3 | | 0.03 | $1 \times 10^{-8}$ |
| 4 | $1 \times 10^{-5}$ | 0.02 | $3 \times 10^{-8}$ |
| 5 | | 0.07 | $1 \times 10^{-7}$ |
| 6 | $1 \times 10^{-4}$ | 0.02 | $3 \times 10^{-7}$ |
| 7 | | 0.07 | $1 \times 10^{-6}$ |
| 8 | $1 \times 10^{-3}$ | 0.02 | $3 \times 10^{-6}$ |
| 9 | | 0.07 | $1 \times 10^{-5}$ |
| 10 | $1 \times 10^{-2}$ | 0.02 | $3 \times 10^{-5}$ |
| 11 | | 0.07 | $1 \times 10^{-4}$ |
| 12 | $1 \times 10^{-1}$ | 0.02 | $3 \times 10^{-4}$ |
| 13 | | 0.07 | $1 \times 10^{-3}$ |

前次给药后,如无反应或出现收缩达最大效应时给下一剂量。当给下一剂量后收缩反应不再增加时,冲洗标本,直至回复到基线后加入 α 受体阻滞剂酚妥拉明,给药量为 0.03 mL(1.0~5.0 mol/L),即浴槽浓度 $3 \times 10^{-8}$ mol/L,15 min 后重复上述给药步骤。

【实验结果】

1.绘制量效曲线。以对照曲线的最大反应为100%,分别求出给予酚妥拉明前后 NA 各剂量的反应百分率。以酚妥拉明各分子浓度的负对数为横坐标,反应百分率为纵坐标在坐标纸上绘出量效曲线。

2. $pA_2$ 值计算:

公式: $$pA_2 = Pax + \log(Ab/A - 1)$$

式中:Pax:竞争性拮抗剂克分子浓度负对数。

Ab:竞争性拮抗剂存在时,激动剂引起50%反应的剂量( $ED_{50}'$ )

A:无拮抗剂时,激动剂引起50%反应所需剂量( $ED_{50}$ )

将各所得数据代入公式即得 $pA_2$ 值。

【注意事项】

1.标本勿用手拿,应以镊子取,亦不能在空气中暴露久,以免失去敏感性。

2.标本不要触及浴管壁。

3.浴管中的任氏液量应始终保持一致,否则将影响药效。

4.加药时不要滴在管壁上,应直接滴在液面上。

5.每只注射器只能用来抽取一种浓度的药液。

6.加药应及时、准确。

【思考题】

1.竞争性拮抗剂与非竞争性拮抗剂对激动剂量效曲线的影响有何不同?

2.从量效曲线分析效应强度与药物剂量的关系,并指出其重要意义。

3.合用具有协同或拮抗作用的药物,对量效曲线有何影响?

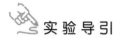

实训十

# 传出神经系统药物对家兔瞳孔的作用

**实验导引**

### 知识要求

1. 掌握家兔滴眼和瞳孔测量方法。

2. 了解拟、抗胆碱药及拟肾上腺素药对兔瞳孔的作用。

### 能力要求

1. 能分析拟、抗胆碱药及拟肾上腺素药的作用机制。

2. 能设计药物对眼睛作用的相关实验。

【实验目的】

1. 熟练掌握家兔滴眼及瞳孔测量的实验操作,并对其实验结果进行分析。

2. 观察拟胆碱药(毛果芸香碱)、抗胆碱药(阿托品)及拟肾上腺素药对兔瞳孔的影响,分析它们的作用机制,并思考其临床使用方法。

3. 学会应用该方法设计未知药物对眼睛作用的实验。

【实验原理】

瞳孔的大小受瞳孔括约肌和瞳孔开大肌的影响。瞳孔括约肌上主要分布有 M 受体,瞳孔开大肌上主要分布 $\alpha_1$ 受体。毛果芸香碱滴眼后可激动瞳孔括约肌上 M 受体而产生 M 样作用,使瞳孔括约肌向中心方向收缩,瞳孔缩小。毒扁豆碱为可逆性抗胆碱酯酶药,作用比毛果芸香碱持久,毒性较强。

阿托品滴眼后可以阻断瞳孔括约肌上 M 受体产生扩瞳。瞳孔开大肌上,肾上腺素激动 $\alpha$ 受体,使瞳孔开大肌向眼外周围方向收缩,瞳孔扩大。盐酸去氧肾上腺素能兴奋瞳孔扩大肌,为快速短效的扩瞳药。

【实验动物】

家兔 1 只(无眼疾)。

【实验药品】

1%硫酸阿托品溶液,1%硝酸毛果芸香碱溶液,1%盐酸去氧肾上腺素溶液(新福林),0.5%水杨酸毒扁豆碱溶液。

【实验器材】

测瞳尺,测瞳器,兔固定箱。

【实验方法】

取家兔一只,在适当的光线下,用测瞳尺测量两眼瞳孔的大小(以 mm 表示),并用手电筒在适当的光线下测量对光反射(即用手电筒照射一侧兔眼,如瞳孔随光照缩小,为对光反射阳性,否则为阴性)。

家兔左右眼的结膜囊内各滴入 2 滴 1% 硫酸阿托品溶液、1% 硝酸毛果芸香碱溶液(滴眼方法:用左手拇指、示指将下眼睑拉来呈杯状,同时用中指压住鼻泪管,滴入药液。使其在眼睑内保留 1 min,使药液与角膜充分接触。然后将手放开,任其溢出)。15 min后在自然光下再用测瞳尺分别测量两眼瞳孔的大小。

待家兔双眼瞳孔大小稳定后,在左右眼分别滴入 2 滴 1% 硝酸毛果芸香碱溶液和 1%硫酸阿托品溶液。10 min 后再次测量瞳孔的大小。

【实验结果】

将实验结果填入表 10-1 中。

表 10-1　用药后家兔眼睛对光反射及瞳孔直径变化

| 兔眼 | 用药前 | | 药品 | 用药后 | | 再给药品 | 再用药后 | |
|---|---|---|---|---|---|---|---|---|
| | 对光反射 | 瞳孔直径/mm | | 对光反射 | 瞳孔直径/mm | | 对光反射 | 瞳孔直径/mm |
| 左眼 | | | 硫酸阿托品 | | | 硝酸毛果芸香碱 | | |
| 右眼 | | | 硝酸毛果芸香碱 | | | 硫酸阿托品 | | |

【注意事项】

1. 测量瞳孔时不能刺激角膜,否则影响瞳孔大小。

2. 用药前后测量瞳孔,应在光照条件一致的条件下进行。

3. 实验动物应为一周内未用眼药者。

【思考题】

1. 分析硝酸毛果芸香碱和阿托品对瞳孔的作用原理以及药物之间的相互作用。

2. 实验过程中哪些因素可能影响实验结果?

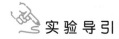

实训十一

# 去甲肾上腺素的缩血管作用和肾上腺素对心脏的作用

## 实 验 导 引

**知识要求**
1. 掌握去甲肾上腺素和肾上腺素对血管的作用机制。
2. 熟悉传出神经系统药的分类。
**能力要求**
1. 能用探针破坏牛蛙脑髓和脊髓。
2. 能正确分析拟肾上腺素药对肠系膜的影响。

**【实验目的】**

1. 观察去甲肾上腺素的缩血管作用,分析其作用机制、联系其临床用途;观察肾上腺素对心脏的作用。

2. 掌握牛蛙的剖腹探查及处死方法。

**【实验原理】**

去甲肾上腺素(Noradrenaline,缩写 NE 或 NA)主要激动 α 受体,对 $β_1$ 受体激动作用很弱,对 $β_2$ 受体几乎无作用,具有很强的血管收缩作用,使全身小动脉与小静脉都收缩(但冠状血管扩张),外周阻力增高,血压上升。临床上主要利用它的升压作用,静脉滴注用于各种休克(但出血性休克禁用),以提高血压,保证对重要器官(如脑)的血液供应。使用时间不宜过长,否则可引起血管持续强烈收缩,使组织缺氧情况加重。应用酚妥拉明以对抗过分强烈的血管收缩作用,常能改善休克时的组织血液供应。

肾上腺素能激动 α 和 β 两类受体,产生较强的 α 型和 β 型作用。

1. 心脏。作用于心肌、传导系统和窦房结的 $β_1$ 受体,加强心肌收缩性,加速传导,加速心率,提高心肌的兴奋性。剂量过大或静脉注射快,可引起心律失常甚至心室纤颤。

2. 血管。肾上腺素主要作用于小动脉及毛细血管前括约肌,因为这些小血管壁的肾上腺素受体密度高;而静脉和大动脉的肾上腺素受体密度低,故作用较弱。以皮肤黏膜血管收缩为最为强烈;内脏血管,尤其是肾血管,也显著收缩;对脑和肺血管收缩作用十分微弱。骨骼肌血管的 $β_2$ 受体占优势,故呈舒张作用。

3. 血压。在低浓度静脉滴注时,由于心脏兴奋,心输出量增加,故收缩压升高;由于骨骼肌血管舒张作用对血压的影响,抵消或超过了皮肤黏膜血管收缩作用的影响,故舒张压不变或下降。

4. 支气管。能激动支气管平滑肌的 $\beta_2$ 受体,发挥强大舒张作用。并能抑制肥大细胞释放过敏性物质如组胺等,还可使支气管黏膜血管收缩,降低毛细血管的通透性,有利于消除支气管黏膜水肿。

5. 代谢。能提高机体代谢,治疗量时可使耗氧量升高 20% ~ 30%。

【实验动物】

牛蛙。

【实验药品】

0.01% 去甲肾上腺素溶液、肾上腺素、放大镜、秒表。

【实验器材】

蛙板、手术剪、镊子、止血钳、滴管。

【实验方法】

1. 每组取牛蛙一只。

2. 用探针破坏牛蛙脑髓和脊髓后固定于蛙板上(图 11-1)。用手术剪刀沿其腹壁剖开腹腔,观察其心脏跳动,用放大镜观察肠系膜血管。

3. 滴 1 滴 0.01% 的 NA 于肠系膜上,等待 3 min,用放大镜观察肠系膜血管形态的变化。

4. 记录每分钟心脏跳动次数。

5. 滴 3 滴 AD 于肠系膜,等待 3 min,观察血管形态和心跳。

【实验结果】

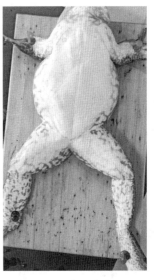

图 11-1 牛蛙的固定

表 11-1 去甲肾上腺素给药前后肠系膜血管形态变化

| | 肠系膜血管形态变化 |
| --- | --- |
| 去甲肾上腺素滴药前 | |
| 去甲肾上腺素滴药后 | |

表 11-2 肾上腺素给药前后心脏搏动状态变化

| | 心脏搏动状态变化 |
| --- | --- |
| 肾上腺素滴药前 | |
| 肾上腺素滴药后 | |

**【注意事项】**

1.牛蛙毁髓时要找准脊椎孔,防止刺穿脊椎骨损伤内脏。

2.剖开腹腔时切勿损伤肠系膜血管。

3.若出现大出血情况,及时用止血钳止血。

**【思考题】**

试述传出神经系统药的分类,各类有何药?

实训十二

# 有机磷酸酯类中毒及其解毒方法

 **实验导引**

**知识要求**

1. 掌握有机磷酯类对机体的作用机制。

2. 熟悉碘解磷定和阿托品的解毒机制。

**能力要求**

1. 能观察出有机磷中毒的症状。

2. 能正确说出解除有机磷中毒的方法。

**【实验目的】**

1. 观察有机磷酸酯类中毒的临床症状。

2. 观察阿托品和碘解磷定的解毒效果。

**【实验原理】**

有机磷酸酯类与乙酰胆碱酯酶(AChE)结合牢固,难以裂解,AChE 持久被抑制,故称为难逆性抗胆碱酯酶药。此类药物可通过皮肤、呼吸道、消化道吸入,进入机体后,其中亲电子的磷原子与 AChE 的酯解部位丝氨酸羟基上具有亲核性的氧原子形成共价键,生成难以水解的磷酰化胆碱酯酶,AChE 活性被抑制,失去水解 ACh 的能力,胆碱能神经元末梢正常释放的递质 ACh 不能被有效地水解,从而导致 ACh 在突触间隙大量积聚,产生一系列中毒症状:毒蕈碱样症状(M 样症状)、烟碱样症状(N 样症状)和中枢神经系统症状。

阿托品为 M 受体阻滞剂,对 M 胆碱受体有较高的选择性,能迅速解除有机磷酸酯类中毒的 M 样症状。但不能使胆碱酯酶复活,对消除肌颤无效。

碘解磷定或氯解磷定为胆碱酯酶复活药,可使胆碱酯酶复活,也可直接结合游离的有机磷变成无毒物,从尿排出,从而缓解 N 样症状及中枢神经系统症状。临床使用:阿托品+碘解磷定配伍使用能有效解毒。

**【实验动物】**

家兔 1 只(雌性)。

**【实验药品】**

10% 敌百虫溶液、2.5% 解磷定溶液、0.1% 阿托品溶液。

**【实验器材】**

5 mL 注射器、10 mL 注射器、针头、兔固定箱(兔匣)、婴儿秤、测瞳尺。

**【实验方法】**

1. 取家兔一只,称重,观察其呼吸,唾液分泌、大小便次数、瞳孔大小、肌紧张及震颤等情况,并记录。

2. 建立有机磷中毒模型。固定家兔,由耳缘静脉缓慢注射 10% 敌百虫 2.0 mL/kg(或灌胃给药),观察其中毒表现。

3. 待中毒症状比较明显时,由耳缘静脉注射 0.1% 硫酸阿托品溶液 0.2 mL/kg,观察其中毒的缓解情况。

4. 再由耳缘静脉注射 2.5% 碘解磷定溶液 2.0 mL/kg,继续观察中毒症状的缓解。

5. 实验后,实验动物耳缘静脉注入空气 20 mL 处死。

**【实验结果】**

将实验结果填入表 12-1 中。

表 12-1　有机磷中毒及抢救实验结果

| 观察阶段 | 观察指标 | | | | |
|---|---|---|---|---|---|
| | 呼吸 | 瞳孔 | 唾液 | 大小便次数 | 肌张力 |
| 给药前 | | | | | |
| 给敌百虫后 | | | | | |
| 给阿托品后 | | | | | |
| 给解磷定后 | | | | | |

**【注意事项】**

1. 有机磷中毒发生较快,但最少要观察到呼吸、瞳孔、肌颤等几项指标明显变化后,才进行抢救。

2. 注射敌百虫后,应把家兔拿出兔匣,放于便于观察其中毒症状的地方。

3. 有机磷农药为剧毒药,切勿污染。如手接触敌百虫后不可用肥皂水(碱性)清洗(因为敌百虫在弱碱性溶液中可以变成毒性比它大 10 倍的敌敌畏),要用自来水清洗。

4. 自远心端耳缘静脉注射,注射敌百虫时要缓慢注射。

5. 给家兔静脉注射敌百虫后,如 10 min 后尚未出现中毒症状,可适当追加剂量。

6. 观察家兔中毒症状时,备好抢救药品,在抢救时应反复给药,以达到解救目的。

7. 注意碘解磷定和阿托品的给药剂量,注射过量亦可致死。

8. 敌百虫溶液有较强刺激性,静脉注射时要避免药物外漏,否则血管坏死会给抢救带来困难。

**【思考题】**

1. 分析有机磷农药中毒的机制。

2. 比较阿托品和碘解磷定(或氯解磷定)解救有机磷农药中毒的效果,并分析其作用机制及临床意义。

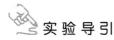

# 实训十三
# 胆碱酯酶活性的测定方法（Hestrin 法）

## 实验导引

**知识要求**

1. 掌握胆碱酯酶的作用特点。

2. 熟悉胆碱酯酶活性的测定方法、胆碱酯酶活性值百分数的计算方法。

**能力要求**

1. 能说出胆碱酯酶的水解特征。

2. 能正确设计胆碱酯酶活性的测定方法。

**【实验目的】**

1. 掌握 Hestrin 比色法的实验原理、步骤及酶测定的临床意义。

2. 了解常见胆碱酯酶活性测定方法的优缺点及注意事项。

**【实验原理】**

血液胆碱酯酶使乙酰胆碱分解为胆碱和乙酸。在一定条件下，水解乙酰胆碱的量与胆碱酯酶的活性成正比。故在反应体系中，加入定量的乙酰胆碱使之发生反应，通过测定剩余的乙酰胆碱量即可计算出水解的乙酰胆碱量，从而推算出胆碱酯酶的活性。

乙酰胆碱的呈色反应：乙酰胆碱可与羟胺作用生成乙酰羟肟酸，后者在酸性条件下与三价铁离子形成褐色的羟肟酸铁络合物，其颜色的深浅可反映乙酰胆碱的含量。反应过程如下：

1. 盐酸羟胺与氢氧化钠作用释放出游离羟胺。

$$NH_2OH \cdot HCl + NaOH \longrightarrow NH_2OH + NaCl + H_2O$$

2. 剩余乙酰胆碱与游离羟胺作用，生成羟肟酸化合物。

$$(CH_3)_3 \equiv N-(CH_2)_2OCOCH_3 + NH_2OH$$

$$CH_3CONHOH + (CH_3)_3 \equiv N-(CH_2)_2OH$$

3. 羟肟酸化合物在酸性环境中与三氯化铁生成褐色的复合物（羟肟酸铁络合物）。pH 值 $1.0 \sim 1.5$。

$$FeCl_3 + CH_3CONHOH \longrightarrow (CH_3CONHO)_3Fe + HCl$$

**【实验药品】**

蒸馏水，盐酸溶液，碱性羟胺溶液，磷酸盐缓冲液（pH 值 = 7.20），三氯化铁溶液，氯化乙酰胆碱标准液。

【实验器材】

分光光度计,10 mL 比色管,漏斗,恒温水浴箱(控温±0.5 ℃),采血针头,血色素吸管,试管架,中试管,吸管(0.2、1、2、5 mL),滤纸,漏斗。

【实验方法】

1. 溶液配制

(1)$7 \times 10^{-3}$ mol/L 氯乙酰胆碱(acetylcholinechloride,ACh)溶液:取适量 ACh,用蒸馏水配成 2.54% 溶液,放于冰箱保存。用前以蒸馏水 20 倍稀释成 $7 \times 10^{-3}$ mol/L 溶液。

(2)1 mol/L 盐酸羟胺($NH_2OH \cdot HCl$):取 25 g 盐酸羟胺,加蒸馏水 359 mL 配成 1 mol/L 溶液备用。放于冰箱保存。

(3)4 mol/L HCl,$3.7 \times 10^{-1}$ mol/L $FeCl_3 \cdot 6H_2O$:取 10 g $FeCl_3 \cdot 6H_2O$,加蒸馏水 20 mL 左右,浓 HCl 0.84 mL,加温溶解,最后加入蒸馏水到 100 mL 制成 $3.7 \times 10^{-1}$ mol/L $FeCl_3$ 0.1 mol/L HCl 溶液。

(4)pH 值为 7.2 的磷酸盐缓冲液:取 $Na_2HPO_4 \cdot 12H_2O$ 16.72 g 和 $KH_2PO_4$ 2.72 g,加蒸馏水到 100 mL。放于冰箱保存。

2. 以对照 2 为例,取试管加磷酸盐缓冲液 0.85 mL,血样 0.15 mL,置 37 ℃的水浴箱中预热 3～5 min。

3. 加入 $7 \times 10^{-3}$ mol/L ACh 溶液 1.0 mL,(37±1) ℃的水浴中反应 40 min(若反应不充分,可再继续反应 20 min)。每隔 10 min 振摇一次。

4. 反应 40 min 后立即加入碱性羟胺(1 mol/L $NH_2OH \cdot HCl$ 与 3.5 N NaOH 溶液在用前 20 min 等容混合,并不时振荡)4.0 mL。

5. 依次加入 4 mol/L HCl 和 $3.7 \times 10^{-1}$ mol/L $FeCl_3$ 各 2 mL,每加一种试剂都要充分振荡。

6. 上述反应液用滤纸过滤,将滤液倒入 1.0 mL 的比色杯中,以 530 nm 的波长比色。

7. 对照

(1)对照 1:为无血无 ACh 的其他试剂空白对照。

(2)对照 2:为全血及试剂的空白对照,无 ACh。

(3)对照 3:(标准 ACh 值)为反应系中全量 ACh 的对照。

其余管的操作步骤按表 13-1,参照对照 2 的步骤进行。

【实验结果】

按照方法将结果填入表 13-1 中。

胆碱酯酶活性的测定

| | 磷酸缓冲溶液/mL | 全血mL | 37 ℃水浴 | 乙酰胆碱/mL | 蒸馏水/mL | 37 ℃水浴 | 碱性羟胺/mL | 盐酸/mL | 三氯化铁/mL | | 光密度A | 胆碱酯酶活性/% |
|---|---|---|---|---|---|---|---|---|---|---|---|---|
| 对照1 | 1.00 | – | | – | 1.0 | | 4.0 | 2.0 | 2.0 | | | |
| 对照2 | 0.85 | 0.15 | | – | 1.0 | | 4.0 | 2.0 | 2.0 | | | |
| 对照3 | 1.00 | – | | 1.0 | – | | 4.0 | 2.0 | 2.0 | | | |
| 用药前 | 0.85 | 0.15 | 3～5 min | 1.0 | – | 40 min | 4.0 | 2.0 | 2.0 | 过滤 | | |
| 敌百虫 | 0.85 | 0.15 | | 1.0 | – | | 4.0 | 2.0 | 2.0 | | | |
| 解磷定 | 0.85 | 0.15 | | 1.0 | – | | 4.0 | 2.0 | 2.0 | | | |
| 阿托品 | 0.85 | 0.15 | | 1.0 | – | | 4.0 | 2.0 | 2.0 | | | |

计算：全血胆碱酯酶活性值以 0.15 mL 全血在 40 min 内水解 ACh 的 μM 数来表示（μMACh/0.15 mL/40 min）

酶活性值的计算：

全血胆碱酯酶活性值 = A3+（A2－A1）－AS/A3－A1×7

A1、A2、A3 和 AS 分别为对照管 1、2、3 和样品管的光密度值。A3－A1 为单纯 ACh 全量的光密度值，A2－A1 为血液的光密度值，A3+（A2－A1）为 ACh、血液和试剂的光密度值，A3+（A2－A1）－AS 为分解的 ACh 的光密度值。

酶活性值的百分数计算：样本全血胆碱酯酶活性值/正常全血胆碱酯酶活性值×100％。

**【注意事项】**

1. 敌百虫可经口、皮肤或呼吸道进入体内，手接触后应立即用自来水冲洗，且勿用肥皂，因为敌百虫在碱性环境可转变为毒性更强的敌敌畏。实验室应保持良好的通风，实验后应妥善处理接触过敌百虫的器具。

2. 本实验系为分析阿托品和解磷定的解毒机制而设计。在临床实际应用中，须将阿托品和解磷定配合应用，才能获得最好的解毒效果。

**【思考题】**

1. 胆大酯酶抑制剂的药物有哪些？

2. 有机磷中毒的原因和机制是什么？有机磷中毒的临床症状有哪些？

3. 解磷定和阿托品解救有机磷中毒的机制是什么？

# 传出神经系统药物对家兔血压的影响

 **实验导引**

**知识要求**

1. 掌握动物血压的记录方法。

2. 熟悉传出神经系统药物对心血管的效应。

**能力要求**

1. 能说出肾上腺素受体和胆碱受体的激动药与拮抗药的作用。

2. 能正确分析药物对受体的作用。

【实验目的】

1. 熟悉麻醉动物急性血压实验的方法。

2. 观察传出神经系统药物对动物(猫、家兔或大白鼠)动脉血压的影响以及药物间的相互作用,分析药物对受体的作用。

【实验原理】

血压形成与心室射血、血管阻力和循环血量3个基本因素相关,通过神经-体液调节机制,特别是交感神经和肾素-血管紧张素-醛固酮两大系统来维持正常血压。传出神经药是通过影响神经递质或受体,改变效应器功能活动的一类药物,或拟神经递质,或拮抗神经递质,通过激动或阻断分布于心血管上的肾上腺素受体或胆碱受体,影响心肌收缩性、血管舒缩程度和循环血量充盈程度,从而升高或降低血压。

传出神经系统药物通过作用于心脏和血管平滑肌上相应的受体产生心血管效应,导致动脉血压的变化。本实验通过观察肾上腺素受体和胆碱受体的激动药与拮抗药之间的相互作用,分析药物的作用机制。

【实验动物】

家兔。

【实验药品】

生理盐水,0.01%、0.001%盐酸肾上腺素溶液,0.01%、0.001%重酒石酸去甲肾上腺素溶液,0.005%硫酸异丙肾上腺素溶液,1%甲磺酸酚妥拉明溶液,1%硫酸阿托品溶液,0.1%盐酸普萘洛尔溶液,0.5%盐酸麻黄碱溶液,0.05%甲基硫酸新斯的明溶液,

0.001%、0.005%氯乙酰胆碱溶液,0.01%硝酸毛果芸香碱溶液,3%戊巴比妥钠溶液或20%乌拉坦溶液,0.5%的肝素生理盐水。

【实验器材】

兔解剖台、婴儿秤、BL-420生物机能实验系统、压力换能器、三通阀(3个)、动脉夹(1个)、动脉插管(1个)、静脉输液装置一套、注射器(1 mL,15个;20 mL,1个)、玻璃分针、手术线、纱布块、胶布等、手术器械(剪刀2把、止血钳4把、动脉夹)、烧杯(1个)。

【实验方法】

1.将压力换能器插头连到相应通道的输入插孔(如第2通道记录时插入插孔2)压力腔内充满生理盐水,排除气泡,经三通与动脉导管相连。

2.开机并启动BL-420生物机能实验系统。设定该记录通道的"信号选择"为"压力",并在换能器无负荷(换能器的压力腔与大气相通,使输入为零)的情况下"自动调零"。

3.根据换能器的灵敏度设定该通道的"增益",一般设在1/2或1 mV/cm档。

4.家兔称重、麻醉:耳缘静脉注射20%乌拉坦5 mL/kg,仰位固定于兔解剖台上,并用寸带牵兔上齿连于实验台铁柱上,使头颈部拉伸,便于手术操作。

5.建立静脉输液通道:由耳缘静脉入针,用胶布固定,静滴生理盐水,输液器与三通阀相连,以便给药。

6.手术

(1)气管插管:颈前部正中备皮,以气管为标志,颈部正中切开皮肤5~6 cm,用止血钳分离肌肉,暴露气管,在甲状软骨下气管环间剪一倒"T"形切口,插入气管插管,用粗线结扎固定,以保证呼吸通畅。

(2)动脉插管:分离左侧或右侧的颈总动脉3~4 cm,备细线2根,结扎远心端,近心端用动脉夹夹闭,中间留有2 cm左右长度。在靠近结扎线处用眼科剪剪一"V"形小口,向心脏方向插入充满肝素的动脉插管,用结扎线固定,并将两结扎线残端相连结扎,以防插管脱落。

7.测血压

(1)信号选择:第2通道,压力,自动调零。

(2)显速:50 mm/s。

(3)增益:1 mV/cm。检查各三通阀连接牢固性及阀门方向,动脉插管情况,打开动脉夹,可见血液立即进入动脉插管,并见搏动。

根据血压波形,调整增益,以观察动脉波形。可在2通道加标尺。待曲线稳定后,按"Esc"键,用方向键选"记录状态",开始实验。

8.给药,观察血压变化:先记录一段正常曲线,然后依次由耳缘静脉给予下列6组药物。每次给药后均注入生理盐水5 mL,以冲洗管内残留药物。待血压恢复原水平或平稳后再给下一药物。观察每次给药后的血压和心电图的变化并分析其变化的原理。

(1)第1组:拟肾上腺素药实验。

1)生理盐水5 mL。

2)0.1 mg/mL(0.01%)盐酸肾上腺素溶液 0.1 mL/kg。

3)0.1 mg/mL(0.01%)重酒石酸去甲肾上腺素溶液 0.1 mL/kg。

4)5 mg/mL(0.5%)盐酸麻黄碱溶液 0.1 mL/kg。

5)0.05 mg/mL(0.005%)硫酸异丙肾上腺素溶液 0.1 mL/kg。

比较以上拟肾上腺素药的血压曲线特点,心率有何变化并分析其原理。

(2)第 2 组:α 受体阻滞剂实验。

1)0.01 mg/mL(0.001%)盐酸肾上腺素溶液 0.2 mL/kg。

2)10 mg/mL(1%)甲磺酸酚妥拉明溶液 0.2 mL/kg。

3)0.01 mg/mL(0.001%)盐酸肾上腺素溶液 0.2 mL/kg。

4)0.01 mg/mL(0.001%)重酒石酸去甲肾上腺素溶液 0.2 mL/kg。

观察酚妥拉明对肾上腺素和去甲肾上腺素血压曲线的影响有何不同,并分析原因。

(3)第 3 组:β 受体阻滞剂实验。

1)0.05 mg/mL(0.005%)硫酸异丙肾上腺素溶液 0.2 mL/kg。

2)1 mg/mL(0.1%)盐酸普萘洛尔溶液 0.3 mL/kg。

3)0.05 mg/mL(0.005%)硫酸异丙肾上腺素溶液 0.2 mL/kg。

观察并分析普萘洛尔对异丙肾上腺素血压曲线及心率的影响。

(4)第 4 组:拟胆碱药实验。

1)0.01 mg/mL(0.001%)乙酰胆碱 0.1 mL/kg。

2)0.5 mg/mL(0.05%)甲基硫酸新斯的明溶液 0.1 mL/kg。

3)0.01 mg/mL(0.001%)乙酰胆碱 0.1 mL/kg。

比较毒扁豆碱使用前后,乙酰胆碱的血压曲线有何不同。

(5)第 5 组:M 受体阻滞剂实验。

1)1 mg/mL(0.1%)硝酸毛果芸香碱溶液 0.1 mL/kg,擦干唾液后再使用下一种药。

2)10 mg/mL(1%)硫酸阿托品溶液 0.1 mL/kg。

3)1 mg/mL(0.1%)硝酸毛果芸香碱溶液 0.1 mL/kg。

观察血压、唾液分泌及瞳孔的变化;分析阿托品对硝酸毛果芸香碱作用的影响。

(6)第 6 组:乙酰胆碱烟碱样作用。

1)0.5 mg/mL(0.05%)甲硫酸新斯的明溶液 0.1 mL/kg(如果动物在前面已用过此药,可以不再注射)。

2)10 mg/mL(0.1%)硫酸阿托品溶液 0.1 mL/kg。

3)1 mg/mL(0.1%)氯乙酰胆碱溶液 0.5 mL/kg。

观察血压有何变化,与第 4 组药物乙酰胆碱血压曲线比较有何不同。

【实验结果】

将实验结果剪辑打印,并对给药后的血压变化进行记录,分析原因,自制表格。

【注意事项】

1.为使本实验顺利进行要先给予兴奋心脏及收缩血管的药物,后给予抑制心脏及扩张血管的药物。

2.分离颈动脉时动作要轻柔、谨慎,不可损伤神经组织。

3.插管前一定要排空压力换能器中的气泡,以免影响血压波形,压力换能器的高度与心脏在同一水平面。

4.实验用药物溶液均应在临用前配制,并应使用近期出厂的药品,否则将影响实验效果。

【思考题】

1.比较盐酸肾上腺素、盐酸去甲肾上腺素和麻黄碱3种药物对血压的作用特点并分析其原理。

2.第1组给予2)、3)、4)后的血压,观察肾上腺素的翻转作用。

3.第2组用2)药后血压变化。

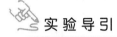

实训十五

# 肾上腺素对普鲁卡因浸润麻醉作用的影响

## 实验导引

**知识要求**

1. 掌握家兔的皮下给药方法。

2. 了解浸润麻醉的给药方法。

**能力要求**

1. 能说出肾上腺素和普鲁卡因的作用特点。

2. 能说出肾上腺素在浸润麻醉实践中的意义。

【实验目的】

1. 观察肾上腺素对普鲁卡因浸润麻醉作用的影响。

2. 掌握家兔的皮下给药方法。

【实验原理】

普鲁卡因能使细胞膜稳定,降低其对离子的通透性,使神经冲动达到时,钠、钾离子不能进出细胞膜产生去极化和动作电位,从而产生局部麻醉作用。临床上多把普鲁卡因作局部麻醉药物使用,常局部注射用于浸润麻醉、传导麻醉、蛛网膜下腔麻醉和硬膜外麻醉。普鲁卡因对周围血管有明显的直接扩张作用,容易被吸收进入血液,且麻醉持续时间短,为减少吸收延长药效,减少毒副作用,临床上常加入少量的肾上腺素(1∶200 000 ~ 1∶500 000),时效可延长 20%。

【实验动物】

家兔或豚鼠(每组 1 只)。

【实验药品】

0.2% 普鲁卡因注射液;含 4 μg/mL 盐酸肾上腺素的 1% 盐酸普鲁卡因(1% 盐酸普鲁卡因溶液 100 mL+0.1% 盐酸肾上腺素溶液 0.4 mL)。

【实验器材】

注射器、剪刀、酒精棉球。

【实验方法】

1. 取家兔 1 只,趴卧固定,在脊背两侧各选择相互对称,直径 2 cm 左右的部位一块,将其毛剪净装于盛水的烧杯中(避免兔毛飞扬,注意不要损伤皮肤)→酒精消毒→注射器针头刺皮肤→试验痛觉反应(手掌紧贴兔背皮肤,感觉到刺激部位肌肉抽搐为指标)。

2. 刺激方式:左→中→右→上→中→下。

3. 全部阳性记录为:6/6;全部阴性记录为:0/6;其余类推。

4. 于两背部分别用0.2%普鲁卡因注射液2 mL 和0.2%普鲁卡因肾上腺素注射液2 mL 做皮下注射,注射后该部位应出现皮丘。沿皮丘边缘用记号笔画圈,于给药后1、2、5 min 分别在标记圈内测试其痛觉,然后每5 min 测试一次,并比较两种药液的麻醉作用、维持时间及注射部位颜色有何不同。

【结果记录】

按照方法将结果填入表15-1 中。

表 15-1　肾上腺素对普鲁卡因浸润麻醉作用影响的实验结果

| 药物 | 用药前反应 | 用药后反应/min | | | | | | |
|------|-----------|------|------|------|------|------|------|------|
|      |           | 5 | 10 | 15 | 20 | 25 | 30 | 35 |
| 普鲁卡因 | | | | | | | | |
| 普鲁卡因+肾上腺素 | | | | | | | | |

【注意事项】

1. 供本实验用的家兔或豚鼠体重不宜过大。体重过大可导致皮肤痛觉不敏感。

2. 针刺强度应保持一致。

【思考题】

讨论肾上腺素延长普鲁卡因浸润麻醉时间在临床实践中的意义。

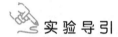

实训十六 **药物的抗惊厥作用**

## 方法一 中枢兴奋药制备惊厥模型法

**实验导引**

**知识要求**

1. 掌握制备惊厥模型的方法。

2. 熟悉苯巴比妥抗惊厥的机制。

**能力要求**

1. 制备动物惊厥模型。

2. 能分析苯巴比妥的抗惊厥机制及主要用途。

【实验目的】

1. 学习动物惊厥模型的制备方法。

2. 观察苯巴比妥、水合氯醛的抗惊厥作用。

【实验原理】

惊厥是大脑神经元异常放电所致的全身骨骼肌不自主地强烈收缩，呈强直性或痉挛抽搐。较大剂量的苯巴比妥有抗惊厥作用，主要机制是增强 γ-氨基丁酸(GABA)能神经的功能，提高惊厥发生阈，限制病灶异常放电。制备惊厥模型可用物理方法(如电流、噪声、强光等)刺激动物诱发惊厥，也可用中枢兴奋药(尼可刹米、戊四唑、苦味酸、士的宁以及 2、4-甲基 5 甲氧嘧啶等)引起惊厥。尼可刹米直接兴奋延髓呼吸中枢；提高呼吸中枢对 $CO_2$ 的敏感性；刺激颈动脉体、主动脉体化学感受器；其毒性反应:血压升高、心率加快、惊厥等。

异戊巴比妥、水合氯醛也具有抗惊厥作用。异戊巴比妥对中枢神经系统有抑制作用，因剂量不同而表现出镇静、催眠、抗惊厥等不同作用。其作用机制与苯巴比妥相似，可能是由于阻断脑干网状结构上行激活系统使大脑皮质转入抑制。水合氯醛，较大剂量有抗惊厥作用，可用于小儿高热、破伤风及子痫引起的惊厥。大剂量可引起昏迷和麻醉，抑制延髓呼吸及血管运动中枢，导致死亡。

【实验动物】

小白鼠(18~22 g)。

**【实验药品】**

0.5%苯巴比妥钠溶液、1%尼可刹米溶液、0.9%生理盐水、苦味酸溶液(标记用)、3%水合氯醛溶液。

**【实验器材】**

鼠笼、电子天平(配塑料杯1个)、注射器(1 mL)、针头(5号)。

**【实验方法】**

1. 预防作用

(1)取4只小白鼠,称重、标记。分组:给药组(乙组)、生理盐水对照组(甲组),观察小白鼠活动状态。

(2)给药组与生理盐水对照组分别腹腔注射0.5%苯巴比妥钠和0.9%生理盐水各0.1 mL/10 g。

(3)20 min后腹腔注射1%尼可刹米0.1 mL/10 g。

(4)观察用药后的反应:有无惊厥先兆(如竖尾、跳跃、尖叫、咬齿)、有无惊厥发作(后腿伸直)和死亡并记录时间。

2. 拮抗作用

(1)取6只小白鼠,分为3组,每组两只,分别为苯巴比妥钠组(乙组)、水合氯醛组(丙组)和生理盐水组(甲组)。

(2)小鼠称重后,分别腹腔注射1%尼可刹米0.1 mL/10 g,用大烧杯或玻璃钟罩罩住,观察。

(3)诱发惊厥后,立即腹腔注射相应药物(0.5%苯巴比妥钠、3%水合氯醛、0.9%生理盐水),均为0.1 mL/10 g,观察记录惊厥情况有无好转。

**【实验结果及分析】**

将观察到的实验结果分别填入表中。

1. 预防作用。预防作用实验结果填入表16-1中。

表16-1　苯巴比妥对小鼠惊厥的预防作用

| 分组 | 药物1 | 药物2 | 观察现象 |
|------|-------|-------|----------|
| 甲组 | 生理盐水 | 尼可刹米 | |
| 乙组 | 苯巴比妥钠 | 尼可刹米 | |

2. 拮抗作用。拮抗作用实验结果填入表16-2中。

表16-2　苯巴比妥、水合氯醛对小鼠惊厥的拮抗作用

| 分组 | 药物1 | 药物2 | 观察现象 |
| --- | --- | --- | --- |
| 甲组 | 尼可刹米 | 生理盐水 | |
| 乙组 | 尼可刹米 | 苯巴比妥钠 | |
| 丙组 | 尼可刹米 | 水合氯醛 | |

【注意事项】

由于动物的个体差异,对出现惊厥较迟的小白鼠,给予轻微的刺激可加速其出现惊厥,但需保持刺激强度相等。

【思考题】

苯巴比妥的抗惊厥机制及主要用途。

# 方法二　局部麻醉药制备惊厥模型法

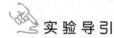 实 验 导 引

知识要求

1. 掌握局部麻醉药中毒反应及地西泮的抗惊厥作用。
2. 熟悉地西泮的作用特点。

能力要求

1. 制备动物惊厥模型。
2. 能分析地西泮的抗惊厥机制。

【实验目的】

观察局部麻醉药的中毒反应及地西泮的抗惊厥作用。

【实验原理】

局部麻醉药过量可吸收入血,进入中枢后使边缘系统兴奋,出现兴奋、抽搐、惊厥。地西泮作用于边缘系统,加强 GABA 能神经元的抑制作用,可有效对抗局麻药中毒性惊厥。

【实验动物】

家兔(2~3 kg)。

【实验药品】

0.5%地西泮溶液、5%盐酸普鲁卡因溶液、生理盐水。

**【实验器材】**

家兔固定箱、婴儿秤、注射器(5 mL)、针头(6 号)。

**【实验方法】**

1. 取家兔 1 只,称重并观察其正常活动情况。

2. 给药:在一侧臀部肌内注射盐酸普鲁卡因 25 mg/kg(0.5 mL/kg),观察动物的活动、姿势、肌张力及呼吸变化情况。

3. 当家兔出现明显惊厥后,由耳部缓慢静脉注射地西泮溶液 2.5～5.0 mg/kg(0.5～1.0 mL/kg),直到肌肉松弛为止。

**【实验结果】**

将观察到的实验结果填入表 16-3。

表 16-3 局麻药中毒反应及地西泮的抗惊厥作用实验结果

| 观察结果 | 给药前 | 盐酸普鲁卡因 | | 地西泮 | |
|---|---|---|---|---|---|
| | | 给药量 | 给药后反应 | 给药量 | 给药后反应 |
| 家兔反应 | | | | | |

**【注意事项】**

局麻药中毒家兔表现为强直性惊厥后,应缓慢注射地西泮,过快可抑制呼吸。

**【思考题】**

地西泮的抗惊厥机制及主要用途。

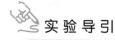

实训十七

# 戊巴比妥钠对乙醚全身麻醉的协同作用

 实验导引

**知识要求**
　　1. 掌握戊巴比妥钠对乙醚全身麻醉作用的影响。
　　2. 熟悉麻醉前给药的目的。
**能力要求**
　　1. 掌握吸入性麻醉药的麻醉方法。
　　2. 能通过实验分析戊巴比妥钠对全身麻醉的影响。

**【实验目的】**

1. 观察乙醚的全身麻醉作用。

2. 观察戊巴比妥钠和乙醚的协同作用。

**【实验原理】**

　　全身麻醉药是一种能抑制中枢神经系统的药物,使意识、感觉和反射暂时消失,骨骼松弛。麻醉前给药的主要目的是缩短吸入性全身麻醉药乙醚的诱导期。常用麻醉药如表 17-1 所示。

表 17-1　常用麻醉前用药类型

| 药物类型 | 药名 | 作用 |
| --- | --- | --- |
| 安定镇静药 | 地西泮、咪达唑仑 | 安定镇静、催眠、抗焦虑、抗惊厥 |
| 催眠药 | 苯巴比妥 | 镇静、催眠、抗惊厥 |
| 镇痛药 | 吗啡、哌替啶 | 镇痛、镇静 |
| 抗胆碱药 | 阿托品、东莨菪碱 | 抑制腺体分泌、解除平滑肌痉挛和迷走神经兴奋 |

　　麻醉前用药目的:①消除患者紧张、焦虑及恐惧的心情,同时也可增强全身麻醉药的效果,减少全麻药用量及其不良反应。②提高患者的痛阈。③抑制呼吸道腺体的分泌功能,减少唾液分泌,防止发生误吸。④消除因手术或麻醉引起的不良反射,特别是迷走神

经反射,抑制因激动或疼痛引起的交感神经兴奋,以维持血流动力学的稳定。

【实验动物】

小白鼠(3 只)。

【实验药品】

乙醚、0.15% 戊巴比妥钠溶液、生理盐水、苦味酸溶液(标记用)。

【实验器材】

电子天平(配塑料杯 1 个)、1 000 mL 玻璃大烧杯(1 个)、2 mL 注射器、1 mL 注射器、棉球若干。

【实验方法】

1. 取 2 只小白鼠称重后标记。分别观察两鼠的呼吸频率、肌张力、痛反射及翻正反射。

2. 甲鼠腹腔注射生理盐水 0.1 mL/10 g,乙鼠腹腔注射 0.15% 戊巴比妥钠 15 mg/kg。观察 20 min 内上述指标的变化。

3. 将两只小白鼠置于 1 000 mL 大烧杯内,罩内放入浸有 1.5 mL 乙醚的棉球,记录开始吸入乙醚的时间。重复观察上述指标,当翻正反射消失 1 min 后,将其从大烧杯内取出,观察麻醉作用消失时间。

【实验结果及分析】

比较 2 只小白鼠用药前后各项指标的变化,将实验结果填入下表 17-2 中。

表 17-2　乙醚的全身麻醉和麻醉前给药效果观察

| 鼠号 | 体重 | 麻醉前给药 | 麻醉时间/min | | 麻醉程度 |
| --- | --- | --- | --- | --- | --- |
| | | | 诱导期<br>(开始注射-卧倒) | 麻醉期<br>(翻正反射恢复) | |
| 甲 | | | | | |
| 乙 | | | | | |

【注意事项】

1. 观察麻醉效应时使小鼠处于麻醉环境中,不要将小白鼠移出 1 000 mL 大烧杯。

2. 两鼠放入烧杯后应密切观察,先麻醉的小白鼠应及时取出,避免吸入过量的乙醚,影响结果。

【思考题】

1. 讨论乙醚的全身麻醉作用和戊巴比妥钠的作用。

2. 两鼠麻醉时间有无差异,为什么?

【知识拓展】

全身麻醉药(又称全麻药),是一类作用于中枢神经系统、能可逆性地引起意识、感觉

(特别是痛觉)和反射消失的药物。根据给药方式,全麻药可分为:吸入性麻醉药和非吸入性麻醉药两类。

1. 吸入性麻醉药:是一类挥发性的液体(乙醚、氟烷、异氟烷、恩氟烷)或气体(氧化亚氮)类药物。由呼吸道吸收进入体内,麻醉深度可通过对吸入气体的浓度的调节加以控制,并可连续维持,满足手术的需要。

吸入性麻醉药对中枢神经系统各部位的抑制作用有先后顺序,先抑制大脑皮质,最后是延脑。麻醉逐渐加深时,依次出现各种神经功能受抑制的症状。常以乙醚麻醉为代表,将麻醉过程分成四期。

(1)一期(镇痛期):从麻醉开始到意识消失。此时大脑皮质和网状结构上行激活系统受到抑制。

(2)二期(兴奋期):兴奋挣扎,呼吸不规则,血压心率不稳定,是皮质下中枢脱抑制现象。不宜进行任何手术。

(3)三期(外科麻醉期):兴奋转为安静、呼吸血压平衡,标志着本期开始。皮质下中枢(间脑、中脑、脑桥)自上而下逐渐受到抑制,脊髓由下而上逐渐被抑制。此期又分为四级。一般手术都在二、三级进行,第四级时呼吸严重抑制,脉搏快而弱,血压降低。表明延脑生命中枢开始受抑制。应立即减量或停药,以免进入第四期。

(4)四期(麻痹期):呼吸肌完全麻痹至循环完全衰竭为止。外科麻醉禁止达到此期。

2. 非吸入性麻醉药(静脉麻醉药):指经静脉注射进入体内,通过血液循环作用于中枢神经系统而产生全身麻醉作用的药物。常用的有巴比妥类(戊巴比妥、硫喷妥钠)、氯胺酮,依托咪酯等。

优点:易诱导,迅速进入麻醉期,无兴奋期,对呼吸道无刺激。

缺点:不易控制麻醉深度、药量与麻醉时间,药过量不易排除与解毒,排泄慢。

复合麻醉是指同时或先后应用两种以上麻醉药物或其他辅助药物,以达到完善的手术中和术后镇痛及满意的外科手术条件。目前各种全麻药单独应用都不够理想。为克服其不足,常采用联合用药或辅以其他药物,此即复合麻醉。

# 氯丙嗪的体温调节作用

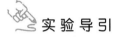 **实验导引**

**知识要求**

1. 掌握氯丙嗪降温的特点。
2. 熟悉测定小白鼠体温的正确方法。

**能力要求**

1. 会制备动物低温模型。
2. 能分析氯丙嗪的降温机制,并说出氯丙嗪的用途。

**【实验目的】**

本实验以物理降温改变小白鼠所处的温度,通过测定小白鼠肛温观察氯丙嗪及复方氨林巴比妥注射液(氨基比林+安替比林+巴比妥)对正常小白鼠体温的影响。

**【实验原理】**

氯丙嗪对下丘脑体温调节中枢有很强的抑制作用,并干扰其恒温控制功能,使体温随着环境温度的变化而变化,不仅使发热机体降温,还降低正常体温。复方氨林巴比妥注射液用于急性高热时的紧急退热,仅使发热机体降温,不降低正常体温。两种药物同属于吡唑酮类解热镇痛药,能抑下丘脑前列腺素的合成和释放。合用可加强镇痛作用。

**【实验动物】**

小白鼠。

**【实验器材】**

体温计(肛温计)、注射器(1 mL)、针头、电子天平(量程 500 g)、冰块、苦味酸溶液(标记用)、钟罩。

**【实验药品】**

液状石蜡、2.5% 氯丙嗪溶液、复方氨林巴比妥溶液、酵母菌/2,4-二硝基酚、生理盐水。

**【实验方法】**

取小白鼠 6 只,随机分为两组(甲组为解热实验组、乙组为低温实验组,每组 3 只);

辨别雌雄、称重、编号;腹腔给药:氯丙嗪 0.05 mL/10 g、复方氨林巴比妥溶液 0.05 mL/10 g、生理盐水 0.05 mL/10 g。

1. 解热实验组(甲组)。干酵母致小白鼠发热实验(室温):先测小白鼠正常直肠温度后(取 3 次的平均值,每隔 3~5 min 测一次),皮下注射 10% 酵母悬液(0.1 mL/10 g)或 2% 的 2,4-二硝基酚溶液(0.045 mL/10 g),2~4 h 后测体温。当体温升高 0.8 ℃ 以上开始实验。按实验要求给予相应的药物或生理盐水,30、45、60 min 后各测一次体温,测试并记录每隔 15 min 的体温。观察各组小白鼠的活动情况并记录。

2. 低温实验组(乙组)。低温实验(8 ℃):先测小白鼠正常直肠温度后(取 3 次的平均值,每隔 3~5 min 测一次),按实验要求给予相应的药物或生理盐水,用药后将 4、5、6 号鼠置于冰箱或放有冰袋的钟罩里,30、45、60 min 后各测一次体温,测试并记录每隔 15 min 的体温。观察各组小白鼠的活动情况并记录(震颤、运动障碍、静坐不能、流涎等)。

**【实验结果】**

1. 解热实验组(甲组)。将解热实验结果填入表 18-1。

表 18-1　氯丙嗪的解热实验结果

| 鼠号 | 药物 | 活动 | | 体温/℃ | | | | | |
| --- | --- | --- | --- | --- | --- | --- | --- | --- | --- |
| | | 用药前 | 用药后 | 用药前 | 用药后 15 min | 用药后 30 min | 用药后 45 min | 用药后 60 min | 用药后 75 min |
| 1 | 氯丙嗪 | | | | | | | | |
| 2 | 复方氨林巴比妥溶液 | | | | | | | | |
| 3 | 生理盐水 | | | | | | | | |

2. 低温实验(乙组)。将低温实验结果填入表 18-2。

表 18-2　氯丙嗪的低温实验结果

| 鼠号 | 药物 | 活动 | | 体温/℃ | | | | | |
| --- | --- | --- | --- | --- | --- | --- | --- | --- | --- |
| | | 用药前 | 用药后 | 用药前 | 用药后 15 min | 用药后 30 min | 用药后 45 min | 用药后 60 min | 用药后 75 min |
| 1 | 氯丙嗪 | | | | | | | | |
| 2 | 复方氨林巴比妥溶液 | | | | | | | | |
| 3 | 生理盐水 | | | | | | | | |

**【注意事项】**

1. 体温计(用前必须甩到35 ℃以下)插入肛门前需先涂液体石腊;体温测定:插入肛门(1 cm)后3~5 min 读数。

2. 插入深度大白鼠5 cm,小白鼠:1.5 cm 左右为宜。

3. 每只动物固定用同一只温度计;尽量避免小白鼠挣扎。

4. 考虑到小白鼠不耐寒冷,冰箱温度不能设置太低,本实验设置8 ℃;时间也不宜过长,本实验设置不超过30 min。

5. 实验室温度保持恒定,大白鼠正常体温为:37.8~38.7 ℃(小白鼠的正常体温:36.6~38.3 ℃)

**【思考题】**

氯丙嗪降温作用与复方氨林巴比妥的解热作用有何不同?

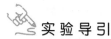

## 实训十九　药物对呼吸的抑制及兴奋作用观察实验

实验导引

**知识要求**

1. 掌握呼吸抑制模型的制备方法。

2. 熟悉庆大霉素、戊巴比妥钠、葡萄糖酸钙、尼可刹米的作用特点。

**能力要求**

1. 能正确使用换能器。

2. 能对庆大霉素、戊巴比妥钠对家兔的呼吸抑制进行观察。

【实验目的】

观察庆大霉素、戊巴比妥钠对家兔呼吸的抑制作用及葡萄糖酸钙、尼可刹米对家兔的呼吸的解救作用。

【实验原理】

大剂量注射氨基糖苷类抗生素可产生肌肉接头的阻滞作用,表现为四肢软弱无力、呼吸困难甚至呼吸停止。钙剂或新斯的明可拮抗此毒性作用。戊巴比妥钠血药浓度增加到一定程度可抑制呼吸中枢,早期的呼吸抑制可被尼可刹米拮抗。

【实验动物】

家兔 1 只(2.5 kg 左右)。

【实验药品】

4% 的庆大霉素溶液,10% 的葡萄糖酸钙溶液;3% 戊巴比妥钠溶液;2.5% 尼可刹米溶液。

【实验器材】

兔台、兔固定绳、皮肤剪、线剪、止血钳、组织钳、弯眼科剪、丝线、眼科镊(直、弯)、5 mL 注射器、5~6 号针头。

【实验方法】

1. 取家兔一只,称重,麻醉,仰卧位固定在兔台上。

2. 以剑突为中心沿腹白线剪 3~5 cm 纵向切口,暴露剑突下软骨,将剑突用止血钳轻轻提起,小心翻转,暴露出附着在剑突下的膈肌肌束,用弯眼科镊小心分离膈肌肌束,穿线,结扎膈肌肌束,最后,将剑突与胸骨离断,使之游离。

3. 将线的另一端与张力换能器连接,调节好丝线的张力,使之能在电脑中清晰地反映出呼吸运动的幅度和频率,记录一段正常的呼吸曲线。

4. 静脉注射 4% 的庆大霉素(1 mL/kg),观察家兔的呼吸变化;待家兔呼吸明显抑制的时候,给予 2.5% 尼可刹米 2 ~ 3 mL/kg,观察呼吸是否恢复,再给予 10% 葡萄糖酸钙(1 mL/kg),再观察家兔呼吸的变化情况,比较两者之间的差别。

5. 呼吸恢复正常后,给予 3% 戊巴比妥钠 0.5 mL/kg,十分缓慢地注射,观察呼吸频率。待呼吸抑制明显,立即注入 2.5% 尼可刹米 2 ~ 3 mL/kg,直到呼吸恢复。

6. 呼吸变化的曲线在电脑中编辑后,打印并分析结果。

【实验结果】

将实验结果填入表 19-1 中。

表 19-1 药物对呼吸的抑制及兴奋作用

| 药物 | 注射后反应 |
| --- | --- |
| 庆大霉素溶液 | |
| 葡萄糖酸钙 | |
| 戊巴比妥钠溶液 | |

【注意事项】

分离结扎膈肌时,应避免造成气胸,同时动作应轻柔,避免损伤膈肌条;静脉注射庆大霉素应缓慢;其毒性反应一般于 5 min 后开始出现,并逐渐加重。

【思考题】

1. 氨基苷类抗生素急性中毒的原因是什么? 如何防治?

2. 钙剂解救氨基苷类急性中毒的机制是什么?

## 实训二十

# 心律失常的诱发及防治

氯化钡诱发心律失常,可能是由于抑制 $K^+$ 的外流,增加动作电位 4 相坡度,提高心房传导组织、房室束及浦氏纤维等快反应细胞的自律性,表现为室性早搏、二联律、室性心动过速、心室纤颤等,因此诱发产生实验性心律失常。利多卡因、奎尼丁、β 受体阻滞剂对其有治疗作用。

## 方法一　利多卡因的抗心律失常作用

 **实验导引**

**知识要求**

　　1. 掌握制作心律失常模型的方法。

　　2. 熟悉 BL-420 生物机能实验系统。

　　3. 了解氯化钡诱发心律失常的机制。

**能力要求**

　　1. 会设计心律失常的诱发及对抗实验。

　　2. 能正确说出利多卡因治疗心律失常的作用机制。

**【实验目的】**

1. 掌握心电记录仪或 BL-420 生物机能实验系统中心电的记录方法。

2. 初步掌握基本的心电图分析。

3. 了解心律失常药物模型的制备方法。

4. 观察利多卡因对氯化钡诱发家兔心律失常的治疗作用。

**【实验原理】**

利多卡因为 Ib 类抗心律失常药,可选择性作用于浦肯野纤维,抑制 $Na^+$ 内流,促进 $K^+$ 外流,降低自律性,消除折返,是临床治疗室性心律失常及防治急性心肌梗死后室性心律失常的首选药。

**【实验动物】**

家兔或大白鼠(雌雄均可)。

**【实验药品】**

200 mg/mL(20%)乌拉坦溶液,5 mg/mL(0.5%)氯化钡溶液,5 mg/mL(0.5%)盐酸利多卡因溶液。

**【实验器材】**

BL-420生物机能实验系统、心电电极、兔解剖台、大鼠手术台、2 mL注射器,1 mL注射器,4号或4号小儿头皮针,6号针,棉球。

**【实验方法】**

1. 取家兔1只,称重,麻醉(20%乌拉坦溶液5 mL/kg),耳缘静脉注射,仰位固定于兔解剖台上。

2. 开机并启动BL-420生物机能实验系统

(1)开启稳压电源、打印机、显示器、主机,在桌面上用鼠标点击BL-420生物机能实验系统快捷图标,进入BL-420生物机能实验系统。

(2)将心电电极插头插入1通道。将鳄鱼夹夹一针头,按"白"—右前肢,"黑"—右后肢,"红"—左后肢,将针头插入肢体末端皮下。注意:不要插在血管内,血液在针头中凝固,会影响导电性,使心电图无法描记。

(3)用鼠标电击菜单窗口中的"实验项目",在药理学实验模块中选择"药物对实验性心律失常的作用"。

(4)设定"增益"为1 mV/cm或1/2 mV/cm。显速为50 mm/s。

(5)观察该通道所显示的心电波形,待信号稳定后即可进入记录状态,开始实验。

3. 给药并标记。耳缘静脉注射4 mg/mL氯化钡溶液1 mL/kg,记录给药后心电变化,待出现心律失常后,立即缓慢注射5 mg/mL盐酸利多卡因1 mL/kg,记录给药后心电变化。若10 min内心电图无明显改善可再缓慢静脉注射半量盐酸利多卡因。

**【实验结果】**

剪辑曲线并打印,将心率及心电曲线填入表20-1中。

表20-1　氯化钡诱发心律失常和抢救的实验结果

| 项目 | 给药前 | 给药后 | |
| --- | --- | --- | --- |
| | | 氯化钡 | 利多卡因 |
| 心电图 | | | |
| 心率 | | | |

**【注意事项】**

1. 氯化钡需新鲜配制,快速注射。

2. 利多卡因要缓慢注射。

**【思考题】**

1. 氯化钡导致心律失常的机制是什么?

2.利多卡因抗心律失常的机制是什么?

# 方法二　普萘洛尔对氯化钡诱发心律失常的防治作用

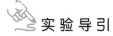 实验导引

**知识要求**

1.掌握制作心律失常模型的方法。

2.熟悉 BL-420 生物机能实验系统。

**能力要求**

1.会设计心律失常的诱发及对抗实验。

2.能正确说出普萘洛尔治疗心律失常的作用机制。

【实验目的】

1.掌握心电记录仪或 BL-420 生物机能实验系统中心电的记录方法。

2.初步掌握基本的心电图分析。

3.熟悉心律失常药模型的造模方法——氯化钡法。

4.通过普萘洛尔对氯化钡诱发心律失常的防治作用实验,进一步理解普萘洛尔的抗心律失常作用。

【实验原理】

普萘洛尔是非特异性 β 受体阻滞剂,属于 Ⅱ 类抗心律失常药,其抗心律失常作用机制与其阻断 β 受体与膜稳定作用有关。

1.降低自律性。普萘洛尔阻断 β 受体,降低 4 相去极化速度,使窦房结自律性降低。

2.延长 ERP。普萘洛尔延长房室结 ERP,消除由于房室结折返产生的室上性心动过速。

3.减慢传导速度。①阻断心脏 β 受体,使慢反应细胞 0 相 $Ca^{2+}$ 内流减少,减慢房室传导。②高浓度时直接抑制 $Na^+$ 内流,降低浦肯野纤维 0 相去极化速度,减慢传导。

其临床主要室上性心律失常,如窦性心动过速、心房纤颤、心房扑动或阵发性室上性心动过速,尤其对交感神经兴奋性过高引起的心律失常疗效更好。对一般室性心律失常无效,仅对运动或精神因素引起的室性心律失常有效。

【实验动物】

大白鼠(200 g 左右)。

【实验药品】

7% 水合氯醛溶液、0.2% 氯化钡溶液、0.1% 普萘洛尔溶液、生理盐水、0.2% 利多卡因。

【实验器材】

BL-420 生物机能实验系统、心电电极、打印机、5 mL 注射器、4 号头皮静脉针、大鼠解剖台、手术剪、止血钳。

【实验方法】

1. 取大白鼠 3 只,称重,编号。

2. 麻醉。腹腔注射 7% 水合氯醛溶液 0.5 ml/100 g,麻醉后仰位固定在鼠台上,作股静脉插管以备给药用(亦可用舌下静脉给药)。

3. 实验准备。将大白鼠四肢接心电导联电极(将针形电极对应插在四肢皮下,红—右前肢、黄—左前肢、蓝或绿—左后肢、黑—右后肢),记录正常 II 导心电图。

4. 给药。然后按下列顺序给药:①甲鼠,股静脉注射 0.2% 氯化钡溶液 0.2 mL/100 g,立即记录给药后 30 s、1 min、2 min、3 min、5 min、10 min 心电图至心律失常恢复,观察其变化及持续时间。②乙鼠给等量氯化钡出现心律失常后,立即由股静脉注射 0.1% 普萘洛尔溶液 0.4 mL/100 g,并按上述方法记录给药后心电图。③丙鼠给等量氯化钡出现心律失常后立即由股静脉注射 0.2% 利多卡因 0.4 mL/100 g,并按上法记录给药后心电图。

【实验结果】

列表整理,将心律失常持续时间按处理不同分别记录在表 20-2(可将全班结果统计进行处理)。剪贴心电图。

表 20-2　各组实验动物心律失常持续时间

| 分组 | 心律失常持续时间/min |
|---|---|
| 甲 | |
| 乙 | |
| 丙 | |

注:甲组(模型组);乙组(普萘洛尔治疗组);丙组(利多卡因治疗组)。

【注意事项】

1. 氯化钡需新鲜配制,快速注射,用量与大白鼠体重有关,体重大,用量相对增大,若体重在 150 g 以下,用量为 4~6 mg/kg 体重。

2. 氯化钡诱发室性心律失常,持续时间不等。

3. 氯化钡诱发心律失常是双相性心动过速、室性早搏,约持续 15 min。

4. 本实验中的麻醉药水合氯醛不能以戊巴比妥钠等替代,否则不易引起较恒定的心律失常。

5. 本实验也可以在家兔身上进行,给药剂量分别为:20% 乌拉坦溶液 4 mL/kg 麻醉,0.4% 氯化钡溶液 1 mL/kg,0.5% 利多卡因溶液 1 mL/kg,均从耳缘静脉注射。

6. 小白鼠、大白鼠、豚鼠等小动物即使发生心室纤颤,也常有自然恢复的可能。而狗、猴等大动物则不然,发生心室纤颤后多以死亡告终。

【思考题】

普萘洛尔抗心律失常的原理是什么? 有哪些不良反应?

# 实训二十一 普萘洛尔的抗缺氧作用

 实 验 导 引

**知识要求**

1. 掌握缺氧模型的准备方法。

2. 熟悉异丙肾上腺素、普萘洛尔的受体作用特点。

**能力要求**

1. 正确说出缺氧模型制备的注意事项。

2. 正确说出普萘洛尔治抗缺氧的作用机制。

【实验目的】

1. 观察普萘洛尔对提高动物缺氧耐受力的作用,分析其抗缺氧的作用机制。

2. 学会用小白鼠进行耐缺氧实验的方法。

【实验原理】

组织缺氧的程度受组织的血液供应量和细胞代谢水平的影响,心肌耗氧量大,易导致缺氧,而脑对缺氧的敏感性更高。严重缺氧可造成组织损伤,甚至死亡。

普萘洛尔通过阻断 β 受体,使心脏的收缩力与收缩速度下降,传导速度减慢,使心脏对运动或应激的反应减弱,内脏活动减弱,物质代谢减慢,组织耗氧量减少,进而提高了机体对缺氧的耐受性,延长机体在缺氧环境里的存活时间。

【实验动物】

小白鼠 16 只(18 ~ 22 g)。

【实验药品】

生理盐水、0.2% 盐酸普萘洛尔溶液、0.05% 异丙肾上腺素溶液,钠石灰、凡士林。

【实验器材】

250 mL 广口瓶(配盖)、天平(1 个)、秒表、1 mL 注射器(3 支)、滤纸、托盘天平。

【实验方法与步骤】

1. 取大小、活动情况几乎相当的小白鼠 4 只,称重,编号,随机分成 A、B、C、D 4 组,观察给药前的情况并记录。

2. 第一次给药:4 只小白鼠都采用腹腔注射给药,分别给予 0.05% 异丙肾上腺素溶液、0.05% 异丙肾上腺素溶液、0.2 mL/10 g 生理盐水、0.2 mL/10 g 生理盐水。

3. 给药后观察小白鼠的表现。

4.15 min 后第二次给药:4 只小白鼠都采用腹腔注射给药,分别给予 0.2% 盐酸普萘洛尔溶液、盐酸生理盐水、0.2% 盐酸普萘洛尔溶液、0.2 mL/10 g 生理盐水。

5. 给药后观察小白鼠的表现。

6. 取 4 个 250 mL 广口瓶,其内分别放入钠石灰 7 g(可用纱布包好,用于吸收 $CO_2$ 和水),每个瓶内放入小白鼠 1 只,迅速盖上玻璃盖,并记录时间。

7. 观察小白鼠活动,记录各小白鼠的死亡时间。

【实验结果】

1. 将实验结果填入表 21-1 中,计算各小白鼠存活时间和存活时间延长的百分率。

表 21-1　普萘洛尔的抗缺氧作用实验结果

| 编号 | 体重/g | 给药前活动情况 | 第一次给药 | | | | 15 min 后第二次给药 | | | | 存活时间/min |
|---|---|---|---|---|---|---|---|---|---|---|---|
| | | | 给药方法 | 药物 | 药量 | 给药后表现 | 给药方法 | 药物 | 药量 | 给药后表现 | |
| A | | | 腹腔注射 | 0.1% 异丙肾上腺素溶液 | | | 腹腔注射 | 0.2% 盐酸普萘洛尔溶液 | | | |
| B | | | 腹腔注射 | 0.1% 异丙肾上腺素溶液 | | | 腹腔注射 | 生理盐水 | | | |
| C | | | 腹腔注射 | 生理盐水 | | | 腹腔注射 | 0.2% 盐酸普萘洛尔溶液 | | | |
| D | | | 腹腔注射 | 生理盐水 | | | 腹腔注射 | 生理盐水 | | | |

存活时间延长百分率(%)= ｛[给药组平均存活时间(min)-对照组平均存活时间(min)]÷对照组平均存活时间(min)｝×100%

2. 统计全班实验结果,进行统计学分析,将结果填入表 21-2 中。

表 21-2 普萘洛尔对小鼠存活时间的影响($X\pm S$, $n$)

| 组别 | 药物 | 剂量/(mg/kg) | 动物数/$n$ | 存活时间延长率 |
|------|------|------|------|------|
| A | | | | |
| B | | | | |
| C | | | | |
| D | | | | |

**【注意事项】**

1. 小白鼠放入广口瓶后不要逗玩或以其他方式刺激,以免影响记录结果。

2. 所有广口瓶必须等容量,并配有磨口塞。瓶塞涂抹上凡士林后应盖紧,以便密封。

3. 呼吸停止为死亡标准,故应密切观察呼吸变化情况。

**【思考题】**

1. 普萘洛尔抗缺氧的作用机制是什么?

2. 钠石灰导致小鼠缺氧的机制是什么?

3. 异丙肾上腺素腺素和普萘洛尔对小鼠的耗氧量有何影响?机制是什么?

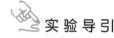

## 实训二十二

# 药物的血管舒张活性测定

### 实验导引

**知识要求**

1. 掌握去甲肾上腺素(NA)对血管舒张活性的影响。

2. 熟悉乙酰胆碱(ACh)对血管条瞬时舒张的原理。

**能力要求**

1. 学会去内皮细胞血管螺旋条的制备方法。

2. 能正确说出 NA 对血管平滑肌的作用。

【实验目的】

1. 学习制备去内皮细胞血管螺旋条的方法。

2. 观察 NA 对血管舒张活性的影响。

【实验原理】

去甲肾上腺素主要激动 $\alpha$ 受体,(对 $\alpha_1$, $\alpha_2$ 受体无选择性)对心脏 $\beta_1$ 受体作用较弱,对 $\beta_2$ 受体几乎无作用。

1. 药理作用:①收缩血管,激动血管的 $\alpha_1$ 受体有收缩血管的作用,作用强度依次为皮肤黏膜血管>肾、肠系膜、脑和肝血管>骨骼肌血管、冠状血管扩张。②兴奋心脏,较弱激动心脏的 $\beta_1$ 受体,使心肌收缩性加强,心率加快,心脏兴奋,传导加快。③升高血压,小剂量 NA 时,心脏兴奋,使收缩压升高,而舒张压升高不明显,脉压增大。大剂量 NA 时,血管强烈收缩使外周阻力增高,使收缩压、舒张压均升高,脉压减少。

2. 临床应用:①早期神经源性休克;②中毒性低血压或嗜铬细胞瘤切除后的低血压;③上消化道出血和局部止血等。

实验离体制备去内皮细胞血管螺旋条,观察 NA 对血管平滑肌的影响。

【实验动物】

豚鼠(400 g 左右,雌雄均可)或大白鼠(250~400 g)。

【实验药品】

PSS I 溶液(mmol/L)(KCl 5.0 mmol/L,CaCl$_2$ 1.2 mmol/L,KH$_2$PO$_4$ 1.2 mmol/L,NaHCO$_3$ 25 mmol/L,MgSO$_4$ 0.56 mmol/L 和葡萄糖 12.0 mmol/L),NA 溶液,ACh 溶液,生

理盐水。

**【实验器材】**

器官槽,杠杆换能器,手术器械。

**【实验方法】**

1. 将动物击晕放血处死,迅速取下肺动脉或胸主动脉,室温下浸入 PSS I 溶液,并切成环,温和摩擦内膜表面去除内皮细胞,螺旋切成宽 1 ~ 2 mm,长 15 ~ 20 mm 的条,固定在 20 mL PSS I 的溶液中并通入 95% $O_2$,5% $CO_2$ 气体的器官槽内,血管条负荷 380 mg,37 ℃ 恒温。张力换能器等张记录血管长度的变化。

2. 加药前测试内皮功能完整性,在浴槽内加入 ACh,观察血管螺旋条瞬时舒张。

3. 平衡 60 min,稳定之后开始实验,加收缩剂使血管条收缩。当达到强弱一致的收缩坪值时,开始加入浓度固定的待测药物 NA,每次给药间隔 1 h 或在前一剂量效应已达稳定水平时,连续给药至该药物的最大效应,得到量效曲线。

为避免 NO 对实验结果产生影响,可在给待测药前 15 ~ 30 min,加入亚甲蓝或氧合血红蛋白(10 μmol/L),选择性地阻断 NO 引起的舒张。

**【实验结果】**

1. 计算舒张的均值±标准差($\bar{X}±S$),第一次加入被测化合物前的收缩高度为 100%。

2. 从单个剂量效应曲线上测定 $IC_{50}$ 值。$IC_{50}$ 表示对激动剂引起收缩产生 50% 舒张效应的药物剂量。

**【注意事项】**

1. 加药前测试内皮功能完整性,在浴槽内加入 ACh,观察血管螺旋条瞬时舒张。

2. 给待测药前 15 ~ 30 min,加入亚甲蓝或氧合血红蛋白(10 μmol/L),选择性地阻断 NO 引起的舒张。

**【思考题】**

乙酰胆碱舒张血管的作用机制是什么?

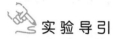

实训二十三

# 呋塞米和高渗葡萄糖对家兔的利尿作用

### 实验导引

**知识要求**

1. 掌握急性利尿药的实验方法。

2. 熟悉利尿药和脱水药的利尿作用特点,并解释其利尿作用机制。

**能力要求**

1. 能说出呋塞米的作用机制。

2. 能说出高渗葡萄糖脱水的机制。

**【实验目的】**

1. 了解急性利尿药的实验方法。

2. 观察呋塞米和高渗葡萄糖对兔的利尿作用。

**【实验原理】**

呋塞米是高效利尿药,又称速尿,作用于髓袢升支粗段的上皮细胞,抑制此段管腔膜上的 $Na^+$-$K^+$-$2Cl^-$ 同向转运系统。抑制 $Cl^-$ 的主动转运,$Na^+$ 的重吸收也随之减少,导致管腔内的 $Na^+$、$Cl^-$ 浓度升高,尿液浓缩功能下降,间质液渗透压随之下降,从而降低肾对尿液的稀释功能,排出大量的电解质和水产生强大的利尿作用。

脱水药也叫渗透性利尿药,小分子非电解质化合物,在体内不被代谢或代谢慢,静脉给药迅速提高血浆和肾小管腔液的渗透压,引起组织脱水和利尿。如甘露醇山梨醇高渗葡萄糖等。

特点:①易经肾小球滤过,不易被肾小管再吸收;②在体内不被代谢;③不易从血管透入组织液中;④无其他明显的药理作用。

临床应用:预防急性肾功能衰竭、脑水肿及青光眼。

高渗葡萄糖为渗透性利尿药,近曲小管对葡萄糖的重吸收是有一定的限度的,该限度为肾糖阈。当一次大量静注 50% 葡萄糖注射液,超过其重吸收的极限,便可以在管腔液中形成高渗透压,多余的葡萄糖随尿排出,同时带走大量的水产生利尿作用。但是,葡萄糖可从血管中扩散到组织中,且易被代谢利用,故作用较弱。

肾糖阈:尿中刚刚出现糖时的血糖浓度(或不出现尿糖的最高血糖浓度)。

正常值:160 ~ 180 mg/dL(8.9 ~ 10.1 mmol/L)。

通过收集给药前后单位时间的尿量,计算单位时间内尿量增加的毫升数,分析药的起效时间及作用维持时间。

【实验动物】

家兔 2 只(2~3 kg,雌雄均可)。

【实验药品】

20% 乌拉坦溶液、1% 呋塞米溶液、20 g/100 mL 甘露醇溶液、生理盐水。

【实验器材】

兔箱、兔手术台、兔开口器、导尿管(灌胃用)、婴儿秤、量筒、烧杯、注射器、聚乙烯管、手术刀、组织剪、眼科剪、血管钳。

【实验方法】

1. 给予水负荷。取家兔 2 只(甲、乙),称重后置于兔箱中,同样灌胃给予温水 40 mL/kg。

2. 麻醉。20 min 后,2 只家兔均耳缘静脉注射 20% 乌拉坦溶液 10 g/kg 使其麻醉。

3. 手术。剪去下腹兔毛,从趾骨联合向上沿中线作长 4 cm 的切口,沿腹白线切开腹壁,用手轻轻将膀胱移出腹腔,进行插管(2 只家兔同样处理)。

(1)输尿管插管导尿。在膀胱底两侧找出输尿管,稍加分离后在输尿管下各穿两根线,一线结扎近膀胱端,在结扎线上方用眼科剪朝肾脏方向剪一小口插入聚乙烯导管,用另一线结扎固定。两根导管的游离端一并放入量筒内,收集正常尿量(单:mL/5 min)。

(2)膀胱插管导尿。插入部位:两输尿管口水平连线中点(膀胱前壁)的正下方;结扎:膀胱插头端及其周围的膀胱组织,仅留下膀胱顶端部位。防止自尿道外漏,容积较少。

(3)导尿法。自尿道插入膀胱(长度 8 cm 左右),可避免手术创伤。雌性易误插入子宫故选用雄性,如图 23-1 所示。

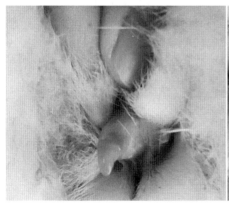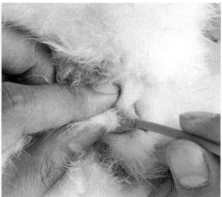

图 23-1　家兔导尿法(雄性)

4. 给药。自耳缘静脉注射 50% 葡萄糖(5 mL/kg),每 5 min 收集并记录一次尿量,连续 6 次。给予生理盐水以补充排出的尿量,待尿量恢复正常后,再静脉给予 1% 呋塞米溶液(4 mg/kg),同样每隔 5 min 收集并记录一次尿量,连续 6 次(2 只家兔同样处理)。

5 计算单位时间内尿量增加的毫升数。尿量增加的毫升数 = 给药后单位时间内尿量毫升数 − 给药前单位时间内尿量毫升数。

**【实验结果】**

1. 报告实验动物的种类、性别、体重、给水负荷经过及所给药物的名称、剂量和途径,将给药后不同时间尿量实验结果填入表 23–1 中。

表 23–1 给药后不同时间尿量实验结果

| 编号 | 给药 | 尿量/mL | 10 min | 20 min | 30 min | 40 min | 50 min |
|------|------|---------|--------|--------|--------|--------|--------|
| 甲 | 50% 葡萄糖 | | | | | | |
| 乙 | 1% 呋塞米 | | | | | | |

2. 收集全实验室数据,计算单位时间内尿量增加的毫升数(X)和标准差(SD),以尿量增加毫升数为纵坐标,给药后不同时间为横坐标作直方图,比较呋塞米和高渗葡萄糖的作用高峰的作用持续时间。

**【注意事项】**

1. 麻醉尿道外口时注意动作要轻柔,不要用棉球直接涂抹尿道外口,避免造成黏膜水肿,影响插管。

2. 插导尿管时,务必要在导尿管上涂抹液体石蜡,注意避免损伤尿道黏膜。雌兔插管时要注意勿入子宫。

3. 注意观察应用呋塞米前后家兔尿量的变化。

4. 乌拉坦注射速度宜缓慢,并随时观察角膜反射,反射消失即停止注射。

5. 灌胃时避免灌至气管,将灌胃管外端浸入水中,若有气泡应立即拔出。

6. 静注高渗葡萄糖和呋塞米溶液后,一般在 1~2 min 和 3 min 即发挥利尿作用,如届时无尿滴出,应检查导管内是否凝血或输尿管扭曲。

7. 需等前一药物作用基本消失,尿量恢复正常后方可注入后一种药物。

8. 实验过程中,应用温生理盐水纱布覆盖手术野,以保持动物腹腔温度、湿度。

**【思考题】**

1. 思考利尿药和脱水药的利尿作用特点,并解释其利尿作用机制。

2. 本实验的给药顺序颠倒一下是否合理?为什么?

## 实训二十四 平喘药物对豚鼠组胺引喘的平喘作用

 **实验导引**

**知识要求**

1. 掌握哮喘的发生机制。
2. 熟悉异丙肾上腺素、肾上腺素和氨茶碱的平喘作用机制。

**能力要求**

1. 说出氨茶碱抗乙酰胆碱和组胺的特点。
2. 能正确说出氨茶碱平喘的注意事项。

**【实验目的】**

观察氨茶碱对抗乙酰胆碱和组胺混合液所致豚鼠喘息的作用。

**【实验原理】**

哮喘是一种以呼吸道炎症和呼吸道高反应性为特征的疾病,其发病机制包括呼吸道炎症、支气管平滑肌痉挛性收缩、支气管黏膜充血水肿及呼吸道腺体分泌亢进等多个环节。乙酰胆碱和组胺等以气雾法给药,可引起豚鼠支气管痉挛、窒息,导致抽搐而跌倒。这种动物模型可用于观察支气管平滑肌松弛药的平喘作用。凡能拮抗发病病因或缓解喘息症状的药物均有平喘作用。

**【实验动物】**

豚鼠(150~200 g,雌雄均可)。

**【实验药品】**

生理盐水,0.4% 磷酸组胺溶液,12.5% 氨茶碱溶液,1.25% 异丙肾上腺素溶液,0.1% 肾上腺素溶液。

**【实验器材】**

药物喷雾装置,1 mL 注射器。

**【实验器材】**

喷雾装置,玻璃喷雾箱,注射器,秒表。

**【实验方法】**

1. 取 150~200 g 的豚鼠,放入约 4 L 的玻璃喷雾箱内,以 400 mmHg(1 mmHg =

103

0.133 kPa)的恒压喷入 0.4% 磷酸组胺溶液 8 ~ 15 s,密切观察豚鼠反应,如见抽搐跌倒,应立即将其取出以免死亡,并记录引喘潜伏期(从喷雾开始到跌倒的时间)。正常豚鼠引喘潜伏期不超过 150 s,大于 150 s 认为不敏感,不予选用。

2. 次日取经过筛选的豚鼠 4 只,分别腹腔注射 12.5% 氨茶碱 0.1 mL/100 g(125 mg/kg),1.25% 异丙肾上腺素 0.1 mL/100 g(12.5 mg/kg),0.1% 肾上腺素 0.1 mL/100 g(1 mg/kg),生理盐水 0.1 mL/100 g,30 min 后测其引喘潜伏期(方法同上)。

【实验结果】

将上述结果记录于表 24-1 中,并进行统计分析。

表 24-1 药物对豚鼠的平喘作用实验结果

| 编号 | 体重/g | 药物 | 给药量 | 引喘潜伏期/s |
|---|---|---|---|---|
| 1 | | 生理盐水 | | |
| 2 | | 异丙肾上腺素 | | |
| 3 | | 肾上腺素 | | |
| 4 | | 氨茶碱 | | |

【注意事项】

1. 实验室要开窗通风,以免诱发敏感的实验操作者哮喘。
2. 豚鼠每天只能测引喘潜伏期一次,如一天内测多次会影响实验结果。

【思考题】

异丙肾上腺素、肾上腺素和氨茶碱的平喘作用机制和临床适应证有何不同?

【知识拓展】

实验离体气管法是常用的筛选平喘药的实验方法之一。常用的实验动物中,豚鼠的气管对药物的反应较其他动物更敏感,且更接近于人的支气管,因此豚鼠的气管可作为常用的标本(表 24-2)。

表 24-2 不同动物的气管敏感性(g/mL)

| 收缩剂 | 豚鼠 | 人 | 狗 | 猫 | 兔 | 大白鼠 |
|---|---|---|---|---|---|---|
| 乙酰胆碱 | $10^{-7}$ | $10^{-5}$ | $10^{-9}$ | $10^{-8}$ | $10^{-6}$ | $10^{-6}$ |
| 组织胺 | $10^{-7}$ | $10^{-5}$ | $10^{-6}$ | | | |

注:1. 狗的气管对乙酰胆碱极度敏感($10^{-9}$)。

2. 猫、家兔和大白鼠的气管对组胺不敏感。

肺支气管灌流法是测定支气管肌张力的研究方法之一,方法简便、可靠,所得的结果反映全部气管平滑肌张力情况。常选用豚鼠和家兔,也可用小白鼠。

药物引喘实验常选用豚鼠,不少药物以气雾法给予豚鼠可引起支气管痉挛、窒息,从而导致抽搐而跌倒。这种动物模型可用于观察药物的支气管平滑肌松弛作用。目前最常用的引喘药物是组胺和乙酰胆碱。实验时豚鼠必须使用幼鼠,体重不超过 200 g,且引喘潜伏期不超过 120 s。

实训二十五

# 咳必清的镇咳作用

## 方法一　氨水引咳实验法

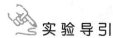 实 验 导 引

知识要求

1. 掌握制作咳嗽模型的方法。

2. 熟悉观察咳必清的镇咳作用的方法。

能力要求

1. 会设计并写出实验报告。

2. 能正确分析咳必清的作用机制和用途。

【实验目的】

1. 学习用氨水引咳的方法。

2. 观察咳必清的镇咳作用。

【实验原理】

咳必清名称为枸橼酸喷托维林片,具有中枢和外周性镇咳作用,主要通过作用于咳嗽中枢而抑制咳嗽症状,可以治疗刺激性的干咳,比如上呼吸道的感染,尤其是咽喉炎引起的刺激性的干咳,或者是衣原体、支原体感染导致的干咳。像咳嗽变异性哮喘,如果出现比较严重的刺激性干咳,也可以服用咳必清治疗。但是,对于痰液比较多的咳嗽不建议使用。排痰是通过咳嗽进行的,如果抑制了咳嗽,痰液就不能排出,会加重感染的情况。

具有挥发性的浓氨水被小鼠吸入后,可刺激气管及支气管上的感觉神经末梢产生咳嗽,制作咳嗽模型,以观察药物的镇咳作用。本实验以氨水刺激诱导的单纯性咳嗽模型小白鼠为实验动物,观察咳必清对小白鼠的镇咳作用。

【实验动物】

小白鼠(20～25 g,雌雄均可)。

**【实验药品】**

0.5%磷酸咳必清溶液、浓氨水、生理盐水、苦味酸溶液(标记用)。

**【实验器材】**

鼠笼、药物喷雾装置,电子天平(配塑料杯1个)、棉花、250 mL烧杯、秒表、大漏斗、1 mL注射器(3支)、针头、镊子。

**【实验方法】**

1. 取20~25 g小白鼠4只,称重并编号。观察其正常活动及呼吸情况。

2. 给药:1、2号(实验组)小白鼠皮下注射0.5%咳必清溶液0.1 mL/10 g,3、4号(对照组)小鼠皮下注射生理盐水0.1 mL/10 g,记录给药时间。

3. 给药后30 min将动物放入倒置的大烧杯中(烧杯中放置一棉球,用注射器取1 mL浓氨水注入棉球中),立即记录小鼠的咳嗽潜伏期和2 min内的咳嗽次数。

**【实验结果】**

将实验结果填入表25-1中,汇总结果,进行咳嗽潜伏期和咳嗽次数的$t$检验。

表25-1 药物的镇咳作用实验结果

| 编号 | 体重/g | 药物及剂量 | 咳嗽潜伏期/s | 每2 min咳嗽次数 |
| --- | --- | --- | --- | --- |
| 1 | | 咳必清溶液 | | |
| 2 | | 咳必清溶液 | | |
| 3 | | 生理盐水 | | |
| 4 | | 生理盐水 | | |

**【注意事项】**

1. 小白鼠对氨水刺激引起的咳嗽敏感性差异很大,故需分别测试。

2. 浓氨水用过后必须密闭,最好蜡封口,以防挥发而降低浓度,影响实验结果。

3. 每只小白鼠放入烧杯中时都要换新棉球,且浓氨水的量要准确。

4. 观察并记录小白鼠咳嗽时,最好要两个人在不同的角度同时进行观察,并且视线要与小白鼠的嘴在同一水平面,以免漏记。

5. 实验时保持室内通风。

**【思考题】**

根据实验结果分析咳必清的作用机制及临床用途。

## 方法二 豚鼠枸橼酸引咳

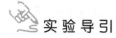实 验 导 引

**知识要求**

1.掌握应用枸橼酸制作咳嗽模型的方法。

2.熟悉观察咳必清的镇咳作用的方法。

**能力要求**

1.会设计并写出实验报告。

2.能正确分析咳必清的作用机制和用途。

【实验目的】

1.学习用枸橼酸引咳的方法。

2.观察咳必清的镇咳作用。

【实验原理】

枸橼酸是一种较强的化学刺激物,豚鼠吸入枸橼酸后,作用于呼吸道黏膜感受器,反射性地引起咳嗽。如果药物能抑制呼吸道黏膜感受器或能抑制咳嗽中枢,可使其发生咳嗽的潜伏期延长或使其咳嗽次数减少。

【实验动物】

豚鼠(体重200~250 g),雌雄均可。

【实验药品】

0.5%磷酸咳必清溶液、17.5%枸橼酸溶液、生理盐水、苦味酸溶液(标记用)。

【实验器材】

鼠笼、电子天平(配塑料杯1个)、超声波雾化器、玻璃钟罩、秒表、注射器、针头。

【实验方法】

1.取豚鼠4只,称重并编号,随机分为咳必清组和生理盐水对照组。

2.给药:实验组灌胃咳必清0.2 mL/10 g,对照组灌胃生理盐水0.2 mL/10 g。

3.给药后30 min将豚鼠置于3 L容积的玻璃钟罩内,接受17.5%枸橼酸溶液恒压喷雾10 s,观察和记录各组豚鼠的咳嗽潜伏期和2 min内的咳嗽次数。

【实验结果】

将实验结果填入表25-2中,汇总结果,进行咳嗽潜伏期和咳嗽次数的 $t$ 检验。

表 25-2　药物的镇咳作用实验结果

| 编号 | 体重/g | 药物及剂量 | 咳嗽潜伏期/s | 每 2 min 咳嗽次数 |
|------|--------|-----------|-------------|------------------|
| 1 | | 咳必清溶液 | | |
| 2 | | 咳必清溶液 | | |
| 3 | | 生理盐水 | | |
| 4 | | 生理盐水 | | |

**【注意事项】**

1. 须在实验前 1 d 对豚鼠进行预选,5 min 内咳嗽少于 10 次者不用。

2. 豚鼠接受枸橼酸喷雾时间的长短可以是 10、20、30 s,也可以是 60 s;记录咳嗽次数的时间可以是 2、3 min,也可以是 5 min。

3. 枸橼酸喷雾量对实验结果影响很大,每只鼠的喷雾量要一致,每处理完一只鼠,应注意将玻璃钟罩内的枸橼酸清理干净。实验时,最好将药物组与对照组交叉进行。

**【思考题】**

根据实验结果分析咳必清的作用机制及临床用途。

**【知识拓展】**

1. 咳嗽模型动物的选择　目前用于建立咳嗽模型的动物主要有豚鼠、大白鼠、小白鼠、兔、猫、狗、猪等。啮齿类小型动物,如小白鼠、豚鼠、大白鼠等,繁殖、生命周期较短且繁殖数量较大,饲养繁殖及药物使用的成本较低,宜于用作大批量筛选实验。猫、犬、猪等体型较大动物实验比较容易操作,缺点是成本高,而且筛选药物时,耗费大,难以进行大量研究。因此,可用于进一步研究药物的筛选。

(1)豚鼠。豚鼠是筛选镇咳药的常用动物。其咳嗽反应容易激发,免疫系统发达,容易建立咳嗽模型。豚鼠对化学刺激物或机械刺激都很敏感,刺激后能诱发咳嗽;刺激其喉上神经亦能引起咳嗽。其优势:①可在清醒、不限制活动的状态下进行;②豚鼠对枸橼酸、辣椒素刺激引发的咳嗽反射与人类十分相似;③豚鼠的咳嗽声响亮,结果应以能听到的咳嗽声计算。实验豚鼠应预先挑选,5 min 内咳嗽次数少于 10 次者弃用。豚鼠咳嗽时,有伸出前脚、颈部伸向前、张口等特征性体位出现。

(2)小白鼠和大白鼠。小白鼠和大白鼠的咳嗽反射不敏感,且与人类咳嗽反射差异较大,不是咳嗽模型的理想动物。给予化学刺激虽能诱发咳嗽,但喷嚏和咳嗽动作很难区别,变异较大,特别是反复刺激时变异更大,实验可靠性较差。小白鼠咳嗽表现以其腹肌收缩,同时张大口为准,有时可有咳声,经常会出现呼气反射(特点是呼气前无深吸气动作,也无典型的咳嗽声音),但不是真正的咳嗽,可作为初筛镇咳药的动物。优点是便宜、操作方便。

(3)猫。猫常用于刺激喉上神经诱发咳嗽的研究。猫在生理条件下很少咳嗽,但受机械刺激或化学刺激后易诱发咳嗽,而猫较豚鼠难得,故猫适于在初筛的基础上,用于进一步肯定药物的镇咳作用。

（4）狗。狗特别适用于观察镇咳作用的持续时间。不论在清醒还是麻醉条件下，化学刺激、机械刺激、电刺激胸膜、气管黏膜或颈部迷走神经犬均能诱发咳嗽。狗对反复应用化学刺激所引起的咳嗽反应较其他动物变异少。但从经济和来源上考虑，只能用于进一步肯定药物的镇咳作用。

2. 诱发咳嗽动物模型的方法　从咳嗽反射弧来看，目前采用的诱发咳嗽的方法主要是刺激感受器和传入神经。因此，与咳嗽反射各环节相关的各种机械刺激、化学刺激、电刺激及各类炎症介质等均可引起咳嗽反射。凡能抑制咳嗽中枢或降低呼吸道感受器敏感性的药物，均有止咳作用。

（1）机械刺激法。方法概述：可用聚乙烯管或细小的鬃毛插入麻醉动物喉部或直至气管内，来回 2～3 次作为机械刺激，可引起动物短促的剧咳。亦有直接由气管套管内，插入细塑料管或细铜丝刺激气管叉隆凸，亦可引起动物剧咳。

方法评价：机械刺激法简便可行，无须特殊的仪器，刺激气管黏膜的咳嗽反应灵敏、迅速、典型，结果可靠，即使反复进行也不会产生"钝化"，适用于止咳药的筛选。但机械刺激法只能在麻醉状态下进行，刺激强度不能控制，不能定量测定每个刺激的阈值，无法进行定量比较。

（2）化学刺激法

1）方法概述：采用化学物质刺激呼吸系统引发咳嗽，是比较常用的方法。常用的刺激性物质如二氧化硫、氨、硫酸、枸橼酸、辣椒素等，可气雾吸入或直接注入呼吸道内；亦有将肥皂粉、淀粉或滑石粉直接吹入气管内，刺激呼吸道感受器，反射性引起咳嗽。其中，以枸橼酸和辣椒素较为常用。

2）方法评价：化学刺激法快速，简便易行。常采用雾化吸入及局部注射给予刺激剂引发咳嗽，氨水法和枸橼酸法均为常用方法，前两种方法适用于小白鼠，价廉易得，方法简便、快速，耗药量少，易于掌握，适合于止咳药研究的初筛选。确定效果后，再用豚鼠枸橼酸法作进一步研究。

实训二十六

# 药物的抗凝作用

## 方法一　枸橼酸钠和肝素的体外抗凝作用

 **实 验 导 引**

**知识要求**

　1.掌握枸橼酸钠和肝素对凝血过程的作用机制。

　2.熟悉家兔心脏取血的正确方法。

**能力要求**

　1.能正确说出枸橼酸钠和肝素抗凝的机制。

　2.能正确说出钙离子对凝血过程的影响特点。

【实验目的】

1.观察肝素和枸橼酸钠的体外抗凝作用。

2.学会家兔心脏取血的正确方法。

【实验原理】

肝素(heparin sodium)能干扰血凝过程的许多环节,在体内外都有抗凝血作用。枸橼酸钠中的枸橼酸根离子与血中钙离子形成难解离的可溶性络合物,钙离子是凝血过程中所需的物质之一,血液中钙离子减少,可使血液凝固受阻。补充足量离子钙,凝血功能即可恢复正常。

【实验动物】

家兔。

【实验药品】

4%枸橼酸钠溶液、肝素溶液、3%氯化钙溶液、生理盐水。

【实验器材】

试管(3支)、试管架、5 mL注射器、250 mL烧杯、水浴锅。

【实验方法】

1.各组准备250 mL烧杯(加水),放入水浴锅,水浴锅打开,温度设定为37 ℃。

2. 配置 4% 的枸橼酸钠溶液和 3% 的氯化钙溶液。

3. 取试管 3 只,分别加入生理盐水、肝素注射液和 4% 的枸橼酸钠溶液 0.15 mL。

4. 家兔心脏取血 4 mL,迅速注入对应的试管→轻轻振荡→放入 37 ℃烧杯水浴中,开始计时。

5. 每隔 30 s 试管倾斜,观察血液流动性:若凝(将试管倒置不再流动)记录凝血时间;若不凝,不记录。

6. 15 min 后,在未凝血试管中加入 3% 氯化钙溶液,摇匀,再次观察是否凝血,记录时间。

【实验结果】

将上述结果记录于表 26-1 中,并进行分析。

表 26-1　药物的体外抗凝作用实验结果

| 试管号 | 药物 | 观察凝血现象 | |
| --- | --- | --- | --- |
| | | 凝血时间/min | 加氯化钙后凝血时间/min |
| 1 | 生理盐水 | | |
| 2 | 枸橼酸钠 | | |
| 3 | 肝素 | | |

【注意事项】

1. 注射器和试管要干燥、干净,防止血液加速凝固。

2. 心脏取血要迅速、准确,避免血液在注射器中凝固,尽量减少组织液和气泡混入。

3. 血液加入试管后要充分混匀。

4. 从采血到试管放入水浴槽时间应尽量短。

5. 恒温水浴的温度应控制好,提前打开。

6. 倾斜试管时,动作要轻,角度不得>30°,减少血液与管壁的接触。

【思考题】

1. 肝素和枸橼酸钠抗凝的机制有何区别?

2. 通过氯化钙对肝素和枸橼酸钠抗凝结果的区别,能得出什么结论?

3. 为何血库贮存血液不使用肝素抗凝?

# 方法二　肝素的体外抗凝作用

 实 验 导 引

> **知识要求**
>
> 　1.掌握肝素对凝血过程的作用机制。
>
> 　2.熟悉小白鼠心脏取血的正确方法。
>
> **能力要求**
>
> 　能正确说出肝素抗凝的机制。

【实验目的】

1.观察肝素的体外抗凝作用。

2.学会小白鼠心脏取血的正确方法。

【实验原理】

同方法一。

【实验动物】

小白鼠2只。

【实验药品】

1 000 U/mL肝素溶液、生理盐水、1%鱼精蛋白溶液,苦味酸溶液(标记用)。

【实验器材】

玻片、注射器。

【实验方法】

1.小白鼠标记、称重、分组(3组,每组4只),分别为A(生理盐水)、B(肝素溶液)和C(肝素溶液+1%鱼精蛋白溶液)组。

2.给药

A组:腹腔注射生理盐水,0.2 mL/10 g,10 min后测定凝血时间。

B组:腹腔注射肝素溶液,0.2 mL/10 g,10 min后测定凝血时间。

C组:腹腔注射鱼精蛋白溶液,0.1 mL/10 g;10 min后腹腔注射肝素,0.2 mL/10 g,10 min后测定凝血时间。

3.取血。眼球后静脉丛取血2滴,采出的血滴分别置于洁净的玻片(自来水清洗后用生理盐水润洗,晾干)上,计时。

眼球后静脉丛取血法:左手拇指及中指抓住头颈部皮肤,左手掌尽量将小白鼠全身皮肤向左移,慢慢使小白鼠右眼球突出,小白鼠头向下充血。取长约2 cm的毛细管从内眦间 45°角进针,至有抵骨质的感觉,然后毛细管向外拔出约 1 ~ 2 mm 即可有血滴流出。

4.测定凝血时间的方法。每隔 30 s 用针头(自来水清洗后用生理盐水润洗)自滴血内连续挑起纤维丝为止,计时。另一滴血作为最后挑起纤维丝的对照。

**【实验结果】**

将上述结果记录于表 26-2 中,并进行统计分析。

表 26-2　药物的体外抗凝作用实验结果

| 组别 | 号数 | 体重/g | 给药体积/mL | 凝血时间/min |
|---|---|---|---|---|
| A | 1 | | | |
| | 2 | | | |
| | 3 | | | |
| | 4 | | | |
| B | 5 | | | |
| | 6 | | | |
| | 7 | | | |
| | 8 | | | |
| C | 9 | | | |
| | 10 | | | |
| | 11 | | | |
| | 12 | | | |

**【注意事项】**

玻片法挑动血滴,经横贯血滴直径,连续能挑起纤维丝为凝血时间终点。如果过分挑动,变成纤维血滴则始终不出现纤维丝,所以同时放两滴血,核对另外一滴血很有必要。

**【思考题】**

肝素抗凝的机制是什么?为何肝素可以用于体外抗凝?

实训二十七

# 药物的抗炎实验

## 方法一　耳肿胀法

 实验导引

**知识要求**

　　1.掌握糖皮质激素的抗炎作用机制。

　　2.掌握小白鼠耳肿胀法抗炎模型的制作方法。

**能力要求**

　　1.能说出糖皮质激素抗炎的特点。

　　2.能正确对炎症部位进行称重。

**【实验目的】**

1.观察糖皮质激素的抗炎作用。

2.掌握小白鼠耳肿胀法抗炎模型。

2.了解抗炎药评价常用的研究方法。

**【实验原理】**

　　糖皮质激素具有很强的抗炎作用,能抑制各种炎症的发生。地塞米松是其中抗炎作用很强的药物,持续时间长,为长效糖皮质激素。这一类药物在急性炎症初期,能增加血管的紧张性、减轻充血,降低毛细血管的通透性,以此减轻渗出、水肿;同时抑制白细胞浸润及吞噬反应,减少各种炎症介质的释放,从而缓解红、肿、热、痛等症状。

　　在炎症后期,糖皮质激素类药物通过抑制毛细血管和成纤维细胞的增生,抑制胶原蛋白、黏多糖的合成及肉芽组织增生,防止组织粘连及瘢痕形成,减轻后遗症。

　　将二甲苯涂于鼠耳部,可导致局部细胞损伤,引起组胺、缓激肽等致炎物质的释放,造成耳部急性炎性水肿,测量鼠耳肿胀程度可判断药物的抗炎作用。

**【实验动物】**

小白鼠(25～30 g,雄性)。

**【实验药品】**

生理盐水、0.5%地塞米松磷酸钠溶液、1%消炎痛混悬液(吲哚美辛)、二甲苯、苦味酸溶液(标记用)。

**【实验器材】**

鼠笼、剪刀、镊子、1 mL 注射器、角膜环钻、电子天平(配塑料杯 1 个)、电子分析天平。

**【实验方法】**

1. 取小白鼠 6 只,编号、称重并随机分为甲、乙、丙 3 组(每组 2 只)。甲组腹腔注射 0.5% 地塞米松磷酸钠溶液 0.2 mL/10 g;乙组腹腔注射 1% 消炎痛混悬液 0.2 mL/10 g;丙组腹腔注射等容积生理盐水。

2. 30 min 后,三组小鼠于左耳前后两面均匀涂二甲苯 0.03 ~ 0.10 mL 致炎。另侧耳作对照。

3. 耳部致炎后 60 min 将小鼠颈椎脱臼处死,沿耳郭基线剪下两耳,用角膜环钻(打孔器)分别在左右耳同一部位打下圆耳片,称重。

**【实验结果及分析】**

每鼠的左耳片重量减去右耳片重量即为肿胀度。将实验结果填入表 27-1 中。

表 27-1 药物对小鼠耳肿胀度的影响

| 分组 | 编号 | 体重/g | 药物及剂量/mL | 对照耳重量 | 致炎后耳朵重量 |
|------|------|--------|---------------|------------|----------------|
| 甲 | 1 | | | | |
| | 2 | | | | |
| 乙 | 3 | | | | |
| | 4 | | | | |
| 丙 | 5 | | | | |
| | 6 | | | | |

汇总全班实验结果,将对照组与给药组肿胀度数据进行统计学处理,比较组间差异,确定药物的抗炎作用。

**【注意事项】**

1. 小鼠耳郭滴加二甲苯时,正反面均匀涂抹,避免滴入耳郭内。

2. 致炎剂滴涂部位应一致,并应与所取的耳片相吻合。

3. 小鼠左右耳打耳片位置统一(耳郭中间部位)。

4. 角膜环钻须锋利,一次冲下耳片。

5. 打下耳片后立即称重,避免组织脱水影响实验结果。

**【思考题】**

1. 糖皮质激素抗炎作用的机制是什么?

2. 消炎痛的抗炎作用与糖皮质激素有何不同?

3. 二甲苯致炎的机制是什么?

4. 小鼠耳朵打孔位置不一致时,可能会对结果造成什么影响?

# 方法二 足趾肿胀法

 实 验 导 引

知识要求

1. 掌握糖皮质激素与解热镇痛抗炎药的抗炎机制。

2. 熟悉小白鼠足趾胀法抗炎模型的准备方法。

能力要求

1. 说出糖皮质激素抗炎的特点。

2. 能正确判断用药前后足趾肿胀程度、容积差值的改变。

【实验目的】

1. 观察糖皮质激素与解热镇痛抗炎药的抗炎性渗出作用。

2. 掌握小白鼠耳肿胀法抗炎模型。

3. 了解抗炎药评价常用的研究方法。

【实验原理】

用一定剂量的致炎剂(蛋清),注入大鼠后肢足趾内,引起局部急性炎症,造成足趾肿胀,测定用药前后足趾肿胀程度、容积差值的改变,从而观察地塞米松和解热镇痛抗炎药的抗炎作用。

【实验动物】

大白鼠(130~150 g,雄性)。

【实验药品】

生理盐水、0.5%地塞米松磷酸钠溶液、1%消炎痛混悬液(吲哚美辛)、10%鲜鸡蛋清、苦味酸溶液(标记用)。

【实验器材】

鼠笼、电子天平、注射器、软皮尺。

【实验方法】

1. 取大鼠 3 只,标号(甲、乙、丙),称重,用软皮尺分别测量各鼠右踝关节周长并记录,然后分别向腹腔注射下列药物:甲鼠注射生理盐水 1 mL/kg;乙鼠注射 0.15%地塞米松磷酸钠溶液 1 mL/kg;丙鼠注射 1%消炎痛混悬液 1 mL/kg。记录给药时间。

2. 腹腔注射后 30 min,见各鼠右后肢拉直,从右后跖中部皮下向上注入 0.05 mL 鲜鸡蛋清,然后掉转针头向下注入 0.05 mL。

3. 在注射蛋清(作为致炎物质引起大鼠后足的炎症性肿胀)后 0.5、1、2、3 h,分别用软尺测量各鼠右踝关节周长并记录。

**【实验结果】**

将实验结果填入到表 27-2 中。

表 27-2　药物对大白鼠踝关节周长作用的影响

| 鼠号 | 体重/g | 药物及剂量/mL | 致炎前 | 给药后右踝关节周长/mm | | | | 致炎后右踝关节周长/mm | | | |
| --- | --- | --- | --- | --- | --- | --- | --- | --- | --- | --- | --- |
| | | | | 0.5 h | 1 h | 2 h | 3 h | 0.5 h | 1 h | 2 h | 3 h |
| 甲 | | | | | | | | | | | |
| 乙 | | | | | | | | | | | |
| 丙 | | | | | | | | | | | |

足抑制率=(对照组踝关节周长-给药组踝关节周长)/对照组踝关节周长×100%。

综合各小组结果,算出各给药组及对照组大白鼠右后足不同时间周长的平均值。以周长的平均值作纵坐标,时间作横坐标,绘出各抗炎药物与对照组的作用时间曲线。

**【注意事项】**

1. 抗炎实验中动物性别的选择:雄性。

2. 测定大鼠足体积时,选定统一测量位置(大鼠足外踝关节突起)。

3. 测量周长的软尺不能有弹性,刻度以 1/5 mm 左右为宜。测量部位尽量少变动,每次测量的宽紧度必须一致。测量动作要熟练,要由专人负责,尽可能减少误差。

4. 鲜鸡蛋清是致炎剂,致炎剂还可用 1% 甲醛溶液、10% 酵母混悬液、0.02% 5-羟色胺溶液或 1% 角叉菜胶溶液等。

**【思考题】**

结合本次实验结果,讨论地塞米松、消炎痛的抗炎作用有何特点。

# 胰岛素的过量反应及其解救

## 方法一　小白鼠法

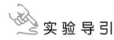 实 验 导 引

**知识要求**

　　1. 掌握胰岛素降糖的作用机制。

　　2. 熟悉低血糖模型的制备(小白鼠)。

**能力要求**

　　1. 能说出胰岛素降血糖的原理。

　　2. 能正确配备胰岛素注射液。

　　3. 能正确应对胰岛素引起的不良反应。

【实验目的】

　　1. 观察胰岛素过量致低血糖反应及其解救,验证胰岛素对血糖的影响。

　　2. 练习小白鼠腹腔注射法。

【实验原理】

　　胰岛素是由胰岛 β 细胞分泌的蛋白质激素,功能是调节代谢,是体内唯一降糖的激素,同时又促进糖原、脂肪、蛋白质的合成。给小白鼠注射大量胰岛素之后,可导致血糖降低,引起低血糖性休克,发生精神不安、惊厥等现象。

【实验动物】

　　小白鼠。

【实验药品】

　　酸性生理盐水、生理盐水、50%葡萄糖溶液、胰岛素溶液(2 U/mL)。

【实验器材】

　　普通天平或电子秤、1 mL 注射器、大烧杯、小鼠笼。

【实验方法】

　　1. 取小白鼠 3 只,编号为 1、2、3,标记,称重,1、2 为实验组,3 为对照组。

2. 给实验组 1、2 号小白鼠腹腔注射 2 U/mL 胰岛素溶液 0.1 mL/10 g,给对照组 3 号小白鼠注射酸性生理盐水 0.1 mL/10 g。

3. 将两组小白鼠均置于 30 ~ 37 ℃ 环境,记录时间,观察并比较两组小白鼠神态、姿势及活动情况。

4. 当实验组小白鼠出现明显反应时,测定血糖(尾静脉血、眼眶后静脉血),给 1 号小白鼠注射 50% 葡萄糖注射液 0.1 mL/10 g 进行解救,2 号小白鼠不进行解救处理。

5. 比较 1、2、3 号鼠的活动情况,进行记录并分析结果。

**【实验结果】**

将上述结果记录于表 28-1 中,并进行分析。

表 28-1　胰岛素的过量反应实验结果

| 项目实验对象 | | 体重 | 胰岛素计量 | 小白鼠神态、姿势及活动情况(1) | 惊厥出现时间 | 是否注射葡萄糖 | 小白鼠神态、姿势及活动情况(2) |
|---|---|---|---|---|---|---|---|
| 实验组 | 1 | | | | | 是 | |
| | 2 | | | | | 否 | |
| 对照组 | 3 | | | | | 是 | |
| 结论 | | | | | | | |

**【注意事项】**

1. 小白鼠在实验前 18 ~ 24 h 禁食(小白鼠实验前需经饥饿处理)。

2. 酸性生理盐水配置(稀释胰岛素的生理盐水要偏弱酸性):将 10 mL 0.1 mol/L HCl 加入 300 mL 生理盐水中,调节其 pH 值为 2.5 ~ 3.5。

3. 2 U/mL 胰岛素溶液配置:宜使用普通胰岛素(因普通胰岛素显效快,实验现象明显),并应使用酸性生理盐水进行稀释至所需浓度,因胰岛素在酸性环境下才有效应。

4. 实验温度:夏季可为室温,冬季最好将注射胰岛素的小白鼠放在 30 ~ 37 ℃ 环境中保温,因温度过低,反应出现较慢(加快反应的出现)。

5. 实验组小白鼠注射胰岛素后由活跃逐渐变为平静,最后基本不活动,部分出现发抖等现象,注射葡萄糖后逐渐恢复;对照组的小白鼠无明显变化。

6. 胰岛素国际单位的换算:一个国际单位(U) = 0.038 46 mg 的标准人胰岛素所含的活性成分。

7. 胰岛素导致低血糖时,会导致惊厥,而注射葡萄糖注射液后,小白鼠恢复正常,说明胰岛素有降低血糖作用。

**【思考题】**

1. 胰岛素的药理作用和临床用途有哪些?胰岛素过量会引起什么不良反应?如何抢救?

2. 是否需要选择性别相同的小白鼠?小白鼠的性别对于实验结果是否有影响?

# 方法二 金鱼法

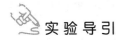 实 验 导 引

**知识要求**

1. 掌握胰岛素降糖的作用机制。
2. 熟悉低血糖模型的制备(金鱼)。

**能力要求**

1. 能说出胰岛素降血糖的原理。
2. 能正确应对胰岛素过量引起的不良反应。

【实验目的】

观察胰岛素过量致低血糖反应及其解救,验证胰岛素对血糖的影响。

【实验原理】

胰岛素是由胰岛 β 细胞分泌的蛋白质激素,功能是调节代谢,是体内唯一降糖的激素,同时又促进糖原、脂肪、蛋白质的合成。给小白鼠注射大量胰岛素之后,可导致血糖降低,引起低血糖性休克,发生精神不安、惊厥等现象。

【实验动物】

金鱼。

【实验药品】

10% 葡萄糖注射液、2 U/mL 胰岛素溶液。

【实验器材】

500 mL 大烧杯、500 mL 量筒。

【实验方法】

1. 准备 3 只 500 mL 烧杯,分别作 A、B、C 记号。A 烧杯中加入 200 mL 水及 0.5 mL 胰岛素;B 烧杯中加入 200 mL 清水;C 烧杯中加入 200 mL 10% 葡萄糖注射液。

2. 把 4 条金鱼分别放入 A、B 烧杯中(各 2 条),胰岛素通过鱼鳃的毛细血管循环扩散入血液,小心地观察 A、B 烧杯中金鱼的行为,记录金鱼出现昏迷所需的时间,并观察金鱼出现昏迷时的活动。

3. 当金鱼出现昏迷后,将金鱼从 A 烧杯转入 C 烧杯中。观察金鱼的变化,并记录金鱼恢复游动所需的时间。

【实验结果】

将上述结果记录于表 28-2 中,并进行分析。

表 28-2　胰岛素对金鱼活动变化的影响

| 分组 | 烧杯 A （活动变化及昏迷时间） | 烧杯 B （活动变化） | 烧杯 C （苏醒时间） |
|---|---|---|---|
| 金鱼 1 | | | |
| 金鱼 2 | | | |
| 金鱼 3 | | | |
| 金鱼 4 | | | |

【思考题】

胰岛素过量的不良反应有哪些？如何抢救？

## 实训二十九

# 解热镇痛药与镇痛药镇痛的比较

## 方法一 热板法

 实验导引

> **知识要求**
>
> 1. 掌握疼痛模型的制备方法(热板法)。
> 2. 熟悉筛选镇痛药常用的致痛方法。
>
> **能力要求**
>
> 1. 能用热板法致痛模型筛选镇痛药。
> 2. 能正确设计盐酸哌替啶和阿司匹林镇痛作用的实验。

**【实验目的】**

1. 掌握热板法致痛模型筛选镇痛药的方法。
2. 观察比较哌替啶和阿司匹林的镇痛作用。

**【实验原理】**

疼痛模型的复制方法。①生物学方法:通过接种细胞、细菌、寄生虫、病毒、生物毒素等致病原,使正常动物发生疾病,引起疼痛。②物理学方法:通过施加物理因素使动物发生疼痛。例如:电刺激小鼠尾部,使其产生疼痛;用加热刺激动物身体的某一部分,使其产生疼痛。③化学方法:化学试剂等可对机体产生有害作用。如醋酸腹腔注射可引起小鼠疼痛反应。

目前国内外筛选镇痛药常用的致痛方法有:①热板法;②机械刺激法;③化学刺激法;④电刺激法。

利用一定的温度刺激动物躯体的某一部位以产生疼痛反应。把小白鼠放在事先加热到55 ℃的金属盘上,以舔后足为疼痛反应指标,以产生痛反应所需的时间为痛阈值。通过测定给药前后痛阈值的变化反映药物的镇痛作用。

**【实验动物】**

小白鼠(雌性)。

**【实验药品】**

0.25%盐酸哌替啶溶液(可用0.02%依他佐辛替代)、4%阿司匹林混悬液、生理盐水、苦味酸溶液(标记用)。

**【实验器材】**

YLS-6A智能热板仪、小白鼠固定器、天平、注射器、秒表。

**【实验方法】**

1.将YLS-6A智能热板仪温度设定为55 ℃,仪器升温至设定值后,取小白鼠若干只,逐一将小白鼠置于热板仪上,观察小鼠对热刺激的反应,以小鼠舔后足作为痛觉反应指标,一旦出现舔后足动作,视为产生痛觉,立即将鼠取出,并记录产生痛觉的时间。5 min后重复上面的痛觉测试,两次痛觉反应发生时间均在10~30 s内为合格。弃去对痛觉过分敏感(<10 s)或迟钝(>10 s)的小白鼠。

2.将挑选合格的小白鼠3只称重、标号,分别给予各小白鼠下列药物。甲鼠:腹腔注射0.25%盐酸哌替啶溶液(0.1 mL/10 g)。乙鼠:腹腔注射4%阿司匹林混悬液(0.1 mL/10 g)。丙鼠:腹腔注射0.1 mL/10 g生理盐水作对照。

3.分别在给药后5、15、30、60 min各测痛觉反应一次,如小白鼠在60 s内不出现痛觉反应,则按60 s计取出实验鼠,不再继续刺激。

4.将两次正常痛觉反应时间的平均值作为小白鼠给药前的痛觉反应时间。

5.痛阈提高百分率(%)=[用药后痛觉反应时间(均值)-用药前痛觉反应时间(均值)]/用药前痛觉反应时间(均值)×100%。

**【结果与处理】**

1.将上述结果记录于表29-1中,并进行分析。

表29-1  药物对痛觉发生时间的影响

| 组别 | 痛觉发生时间 | | | | |
|------|------|------|------|------|------|
| | 药前 | 药后5 min | 药后15 min | 药后30 min | 药后60 min |
| 甲 | 盐酸哌替啶 | | | | |
| 乙 | 阿司匹林 | | | | |
| 丙 | 生理盐水 | | | | |

2.汇总全班数据,进行统计学分析。计算痛阈提高百分率(%)和标准差(SD),根据给药后不同时间的痛阈提高百分率作图,横坐标表示时间,纵坐标表示痛阈提高百分率,观察比较盐酸哌替啶和阿司匹林的镇痛作用。

**【注意事项】**

1.水浴温度必须保持在(55±0.5)℃。

2.实验应选择雌性小鼠,因雄性小鼠在遇热时睾丸下降,阴囊触及热板反应过敏,易致跳跃,影响实验的准确性。

3. 室温以 15 ~ 20 ℃为宜,过低反应迟钝,过高则太过敏感。

4. 作用较弱的镇痛药此法不太敏感。

【思考题】

简述中枢镇痛药和解热镇痛药的作用机制。

# 方法二 鼠尾压痛法

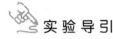 实验导引

> 知识要求
>
> 　　1. 掌握疼痛模型的制备方法(鼠尾压痛法)。
>
> 　　2. 熟悉筛选镇痛药常用的致痛方法。
>
> 能力要求
>
> 　　1. 能用鼠尾压痛法致痛模型筛选镇痛药。
>
> 　　2. 能正确设计盐酸哌替啶和阿司匹林镇痛作用的实验。

【实验目的】

1. 掌握压痛法致痛模型筛选镇痛药的方法。

2. 观察比较盐酸哌替啶和阿司匹林的镇痛作用。

【实验原理】

采用机械性施压刺激致痛,当小白鼠给予刺激至出现鸣叫或挣扎时,此刺激强度即为痛阈。

【实验动物】

小白鼠(雌性)。

【实验药品】

0.25% 盐酸哌替啶溶液(可用 0.02% 依他佐辛替代)、4% 阿司匹林混悬液、生理盐水、苦味酸溶液(标记用)。

【实验器材】

YLS-3E 电子压痛仪、小白鼠固定器、天平、注射器、秒表。

【实验方法】

1. 将小白鼠尾部置于 YLS-3E 电子压痛仪上,当小白鼠安静后,按"开始"键,压头下行施压。

2. 当动物出现疼痛反应(鸣叫或挣扎)时,停止施压,压头回位,记录施压数据(g),即

为该动物对机械刺激的最大耐受程度(痛阈),观察给药前后动物痛阈的变化。药物处理和测定时间同热板法。

**【实验结果】**

将上述结果记录于表 29-2 中,并进行分析。

表 29-2　药物对痛觉发生时间的影响(min)

| 组别 | 生理盐水 | | | | 阿司匹林 | | | | 盐酸哌替啶 | | | |
| --- | --- | --- | --- | --- | --- | --- | --- | --- | --- | --- | --- | --- |
| | 5 | 15 | 30 | 60 | 5 | 15 | 30 | 60 | 5 | 15 | 30 | 60 |
| 1 | | | | | | | | | | | | |
| 2 | | | | | | | | | | | | |
| 3 | | | | | | | | | | | | |

**【注意事项】**

1. 须在动物安静后开始给予刺激测定痛阈。

2. 注意观察和确定动物疼痛时的嘶叫声和挣扎的标准(确定疼痛反应的标准)。

**【思考题】**

简述中枢镇痛药和解热镇痛药的作用机制。

# 方法三　化学刺激法

 实 验 导 引

> **知识要求**
>
> 　1. 掌握疼痛模型的制备方法(化学刺激法)。
>
> 　2. 熟悉筛选镇痛药常用的致痛方法。
>
> **能力要求**
>
> 　1. 能用化学刺激法致痛模型筛选镇痛药。
>
> 　2. 能正确设计盐酸哌替啶和阿司匹林镇痛作用的实验。

**【实验目的】**

1. 掌握化学刺激法致痛模型筛选镇痛药的方法。

2. 观察比较盐酸哌替啶和阿司匹林的镇痛作用。

**【实验原理】**

许多刺激性化学物质(如醋酸、酒石酸锑钾、缓激肽、钾离子等)腹腔注射刺激腹膜,均能使动物产生疼痛反应,可用作疼痛模型,研究动物疼痛生理反应及筛选镇痛药物。其中小白鼠扭体法最常用。

小白鼠腹腔注射一定容积和浓度的化学物质,由于刺激腹膜而致小白鼠出现腹部收缩内凹、躯干与后肢伸张、臀部高举等行为反应,称为扭体反应。镇痛药可抑制这种反应。

**【实验动物】**

小白鼠(18 ~ 22 g)。

**【实验药品】**

0.25%盐酸哌替啶(可用0.02%依他佐辛替代)、4%阿司匹林混悬液、生理盐水、苦味酸溶液(标记用)、0.6%醋酸溶液。

**【实验器材】**

电子天平、250 mL烧杯、玻璃棒、1 mL注射器、秒表。

**【实验方法】**

1. 取体重健康小白鼠3只,称重,编号。

2. 甲鼠腹腔注射0.25%盐酸哌替啶溶液0.1 mL/10 g;乙鼠灌胃给4%阿司匹林混悬液0.1 mL/10 g;丙鼠腹腔注射0.1 mL/10 g生理盐水作对照。

3. 给药后30 min,各鼠腹腔注射0.6%醋酸溶液0.2 mL/只,观察15 min内产生扭体反应(腹部收缩内凹、躯干与后肢伸张、臀部高举)的次数。

4. 药物镇痛作用=(对照组扭体反应次数均值-实验组扭体反应次数均值)/对照组扭体反应次数均值×100%

**【实验结果】**

1. 将实验结果记录于表29-3。

表29-3 药物对小鼠扭体反应数的影响

| 组别 | 药物 | 各组扭体反应数 | | |
|---|---|---|---|---|
| 甲 | 盐酸哌替啶 | | | |
| 乙 | 阿司匹林 | | | |
| 丙 | 生理盐水 | | | |

2. 收集全实验室结果,按下列公式计算药物镇痛百分率,结果填入表29-4中。

药物镇痛百分率(%)=(实验组无扭体反应动物数-对照组无扭体反应动物数)/对照组无扭体反应动物数×100%

表29-4　各组小鼠的扭体反应百分率

| 组别 | 药物 | 实验鼠数 | 扭体反应鼠数 | 扭体反应百分率 |
|------|------|----------|--------------|----------------|
| 甲 | 盐酸哌替啶 | n | | |
| 乙 | 阿司匹林 | n | | |
| 丙 | 生理盐水 | n | | |

【注意事项】

1. 醋酸溶液(也可用1%酒石酸锑钾溶液)宜新鲜配制,存放久,作用减弱。

2. 室温宜恒定于20 ℃,过高或过低均不易发生扭体反应。

3. 给药组扭体动物数比对照组减少50%以上才能认为有镇痛作用。

【思考题】

简述中枢镇痛药和解热镇痛药的作用机制。

# 抗菌药物浓度的测定(管碟法)

## 实验导引

**知识要求**

1. 掌握双碟的制备方法。
2. 熟悉青霉素、链霉素、四环素、磺胺嘧啶钠的作用特点。

**能力要求**

1. 能正确判定抗菌药物抑菌作用的强弱。
2. 能正确设计抗菌药物浓度测定的实验方法。

**【实验目的】**

1. 观察常用抗菌药物的抗菌作用。
2. 初步了解其抗菌范围和细菌对药物敏感性测定的一般方法。

**【实验细菌】**

大肠杆菌或金黄色葡萄球菌。

**【实验药品】**

100 U/mL 青霉素、200 U/mL 链霉素、200 U/mL 四环素、200 g/mL 磺胺嘧啶钠。

**【实验器材】**

琼脂平皿、无菌吸管、小钢管(牛津杯)、镊子、滴管、游标卡尺、电子秤、小鼠笼、1 mL 注射器。

**【实验方法】**

1. 制备双碟

(1)肉琼脂培养基底层:将灭菌肉琼脂培养基溶化后取 15 mL 倒入灭菌琼脂平皿内。

(2)肉琼脂培养基菌层:吸取大肠杆菌或金黄色葡萄球菌液 1~15 mL(经预实验决定加入量)与 100 mL 冷至 45 ℃(最好用电热恒温水溶箱保温)的肉琼脂培养基混匀,然后分别每一平皿加入 5 mL,并均匀摊在具有底层培养基的平皿内。

2. 待培养基凝固后,在每碟中均匀立放小钢管 4 个,用纸板盖复盖。

3. 将青霉素、链霉素、四环素、磺胺嘧啶钠分别加入小钢管中(图30-1),置37 ℃培养 16~24 h,测量抑菌圈大小,判定抗菌药物抑菌作用的强弱。

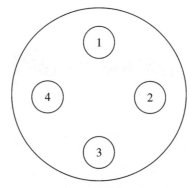

1.青霉素溶液 100 U/mL;2.链霉素溶液 200 U/mL;3.四环素溶液 200 U/mL;4.磺胺嘧啶钠溶液 200 g/mL。

**图 30-1 抑菌钢圈放置示意**

【实验结果】

将上述实验结果填入表 30-1 中。

表 30-1 药物对细菌的抑菌环实验结果

| 菌种 | 药物 | 抑菌圈直径/mm | 判定 |
|---|---|---|---|
| 金黄色葡萄球菌 | 青霉素溶液 | | |
| | 链霉素溶液 | | |
| | 四环素溶液 | | |
| | 磺胺嘧啶钠溶液 | | |
| 大肠杆菌 | 青霉素溶液 | | |
| | 链霉素溶液 | | |
| | 四环素溶液 | | |
| | 磺胺嘧啶钠溶液 | | |

【思考题】

影响药物体外抗菌实验结果的因素有哪些?

实训三十一

# 抗菌药物最低抑菌浓度的测定(试管法)

 实 验 导 引

**知识要求**

　　1.掌握最低抑菌浓度(MIC)的概念。

　　2.了解喹诺酮类药物的作用特点。

**能力要求**

　　1.能正确观察实验结果。

　　2.能正确说出体外测定抗菌药物 MIC 的方法。

**【实验目的】**

通过实验,掌握体外测定抗菌药物 MIC 的一般方法。

**【实验细菌】**

肉汤培养液、菌液(金黄色葡萄球菌菌液、粪肠球菌菌液、大肠埃希菌菌液、铜绿假单胞菌菌液)。

**【实验药品】**

恩诺沙星溶液。

**【实验器材】**

试管、吸管、试管架、洗耳球、容量瓶。

**【实验方法】**

1.稀释药液(10 倍稀释法):取原药 1 mL,用肉汤培养液稀释为 10 mL。

2.取灭菌试管 6 支,在每支试管中各加入 0.5 mL 的肉汤培养液,再往第 1 支试管中加稀释药液 0.5 mL,混匀,然后从第 1 管吸 0.5 mL 到第 2 管,从第 2 管吸 0.5 mL 到第 3 管,依次类推到第 6 管,再从第 6 管吸 0.5 mL 抛弃,使每 1 管内的药液都为 0.5 mL(表 31-1)。

3.加菌液:1 至 6 号管各加 0.5 mL 的菌液。

4.作对照管

(1)绝对生长管:取 1 只试管加入 0.5 mL 菌液、0.5 mL 肉汤培养液。

(2)绝对不生长管:取试管 1 只,加肉汤培养液 0.5 mL,药液 0.5 mL。

5.培养观察:将各管包扎好,编号,放入 37 ℃的恒温培养箱内培养,24 h 后观察结果。

6.判断:实验管以出现混浊的前一管的浓度为最低抑菌浓度。如 5 号管开始出现混浊,则 4 号管的浓度为该抗生素的最低抑菌浓度。

【实验结果】

结果判断与解释。在读取和陈述所测试菌株的 MIC 前,应检查生长对照管的细菌生长情况是否良好,同时还应检查接种物的传代培养情况以确定其是否污染,质控菌株的 MIC 值是否处于质控范围。以肉眼观察药物最低浓度管无细菌生长者,即为受试菌的 MIC。甲氧苄胺嘧啶或磺胺药物的肉汤稀释法终点判断,与阳性生长对照管比较抑制 80% 细菌生长管药物浓度为受试菌 MIC。

【注意事项】

1.实验前一定要保证各个试管及吸管的洁净,不可污染。

2.吸取培养液时务必保证取液体积的准确一致性。

3.观察浊度时,仪器必须被置于一个稳定的桌面,防止倾斜,并且周边无强光干扰。

【思考题】

1.什么是 MIC? 测定 MIC 有什么意义?

2.青霉素 G、大环内酯类和喹诺酮类药物抗菌的机制是什么?

【知识拓展】

稀释法质控尺度菌株 MIC 预期值范围(μg/mL)见表 31-1。

表 31-1　质控尺度菌株 MIC 预期值范围(μg/mL)

| 抗菌药物 | 金黄色葡萄球菌（ATCC29213） | 粪肠球菌（ATCC29212） | 大肠埃希菌（ATCC25922） | 铜绿假单胞菌（ATCC27853） |
| --- | --- | --- | --- | --- |
| 青霉素 G | 0.25 ~ 1.00 | 1.0 ~ 4.0 | | |
| 苯唑西林 | 0.12 ~ 0.50 | | | |
| 甲氧西林 | 0.5 ~ 2.0 | | | |
| 氨苄西林 | | 0.5 ~ 2.0 | 2.0 ~ 8.0 | |
| 哌拉西林 | | | 1.0 ~ 4.0 | 1.0 ~ 4.0 |
| 头孢噻吩 | 0.12 ~ 0.50 | | 4.0 ~ 16.0 | |
| 头孢唑啉 | 0.25 ~ 1.00 | | 1.0 ~ 4.0 | |
| 头孢呋辛 | | | 2.0 ~ 8.0 | |
| 头孢他啶 | | | 0.06 ~ 0.50 | 1.0 ~ 4.0 |
| 头孢唑肟 | | | 0.03 ~ 0.12 | 16.0 ~ 64.0 |
| 氨曲南 | | | 0.06 ~ 0.25 | 2.0 ~ 8.0 |

续表 31-1

| 抗菌药物 | 金黄色葡萄球菌<br>(ATCC29213) | 粪肠球菌<br>(ATCC29212) | 大肠埃希菌<br>(ATCC25922) | 铜绿假单胞菌<br>(ATCC27853) |
|---|---|---|---|---|
| 庆大霉素 | 0.12~1.00 | | 0.25~1.00 | 1.0~4.0 |
| 阿米卡星 | | | 0.5~4.0 | 2.0~8.0 |
| 克林霉素 | 0.06~0.25 | | | |
| 红霉素 | 0.12~0.50 | 1.0~4.0 | | |
| 万古霉素 | 0.5~2.0 | 1.0~4.0 | | |
| 环丙沙星 | 0.12~0.50 | 0.25~2.00 | 0.004~0.015 | 0.25~1.00 |

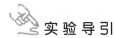

# 实训三十二 钡盐的溶解度与药物作用的关系

## 实验导引

**知识要求**

1. 掌握硫酸钡的理化性质。

2. 了解钡离子对机体健康的影响。

**能力要求**

1. 能正确分析硫酸钡的实验结果。

2. 能正确说出影响药物在胃肠道吸收的因素。

**【实验目的】**

1. 观察药物的理化性质对药物作用的影响。

2. 了解药物只有在溶解状态才较易为动物机体所吸收并产生药效。

**【实验原理】**

药物被机体摄取的过程称为吸收,即药物从用药部位进入循环系统的过程。药物的吸收分为消化道吸收、口腔吸收、直肠吸收、皮肤吸收和注射吸收等。大多数药物需呈溶解状态才能被吸收。

钡是一种肌肉毒剂,过多的钡离子被吸收入血后,可对骨骼肌、平滑肌等各种肌肉组织产生过度的刺激和兴奋作用(肌肉中分布最多)。严重中毒者出现低钾血症候群,可导致动物四肢瘫软、心肌受累、呼吸麻痹而死亡。钡盐分为可溶性钡盐和不溶性钡盐。不同的钡化合物的毒性大小与溶解度有关,溶解度越高,毒性越大。可溶性钡盐如氯化钡等,给药后可迅速被吸收,有剧毒,可引起实验动物中毒死亡。不溶性钡盐如硫酸钡等不溶于水,给药后不吸收,故无毒,对实验动物的正常活动无影响。

硫酸钡,又名重晶石。无臭、无味晶体或白色无定型粉末。性稳定,难溶于水、酸、碱或有机溶剂。放射学检查使用硫酸钡剂主要利用其在胃肠道内可吸收 X 射线而使其显影作用,因此主要用作胃肠道造影剂。纯硫酸钡不溶于水,无毒。

**【实验动物】**

小白鼠(20 ~ 25 g,雄性)。

**【实验药品】**

1% 硫酸钡混悬液、1% 氯化钡溶液。

**【实验器材】**

电子秤、小鼠笼、1 mL 注射器。

**【实验方法】**

1. 取小白鼠两只,编号(甲、乙)后称重,并观察给药前的情况。

2. 甲小白鼠腹腔注射 1% 氯化钡溶液 0.2 mL/10 g,乙小白鼠腹腔注射 1% 硫酸钡悬液 0.2 mL/10 g,然后分别放入两个大烧杯中,观察反应。

**【实验结果】**

将实验结果填入表 32-1 中。

表 32-1　氯化钡中毒实验结果

| 鼠号 | 体重 | 药物 | 用量 | 用药后 | | | | |
|---|---|---|---|---|---|---|---|---|
| | | | | 大小便情况 | 活动状况 | 呼吸（次/min） | 惊厥 | 死亡 |
| 甲 | | | | | | | | |
| 乙 | | | | | | | | |

**【注意事项】**

1. 硫酸钡为难溶性的盐,用时应摇匀。

2. 氯化钡是强电解质,可完全电离出钡离子,导致钡离子在小白鼠血液内部引发急性低钾血症,故小白鼠会出现肌无力和发作性软瘫,心肌应激性减低,各种心律失常和传导阻滞,由于肌无力,严重中毒的小白鼠还会出现呼吸困难乃至死亡等症状。氯化钡的小白鼠经口致死量约 118 mg/kg,是十分危险的重金属盐类。

**【思考题】**

1. 不溶于水的固态微粒,为什么不易被胃肠道吸收?

2. 影响药物在胃肠道吸收的因素有哪些?

实训三十三

# 链霉素急性中毒的解救

**实 验 导 引**

**知识要求**

    1. 掌握链霉素急性中毒模型的制作方法。

    2. 熟悉链霉素的作用特点。

**能力要求**

    1. 能说出钙离子对链霉素中毒的解毒机制。

    2. 能正确配置链霉素溶液。

**【实验目的】**

1. 观察链霉素阻断神经肌肉接头的毒性及钙离子的拮抗作用。

2. 观察氯化钙对抗链霉素中毒小鼠的保护作用。

3. 培养学生敢于抢救急性中毒动物的责任心。

**【实验原理】**

链霉素大剂量腹膜内或胸膜内给药或者静脉滴注过快可阻断神经肌肉信号转导。链霉素与突触前膜 $Ca^{2+}$ 结合,从而抑神经末梢 ACh 释放,造成神经肌肉接头处传递阻断而出现心肌抑制、血压下降、肢体瘫痪和呼吸衰竭。在临床上,应避免误诊为过敏性休克,抢救时应立即注射钙剂(主要对抗其肌肉松弛作用)和新斯的明。

**【实验动物】**

小白鼠。

**【实验药品】**

硫酸链霉素粉针剂、1% 氯化钙 $CaCl_2$ 溶液、甲硫酸新斯的明注射液、生理盐水、灭菌注射用水。

**【实验器材】**

电子天平、烧杯、1 mL 注射器等。

**【实验方法】**

1. 配置链霉素溶液;硫酸链霉素为粉针剂,使用前应先配制成溶液。链霉素每支安瓶含量为 1 g,加蒸馏水 20 mL,使其完全溶解为清亮的液体,即为 5% 的硫酸链霉素溶液。

2. 取少量链霉素溶液,滴入氯化钙,观察加液后的效果。

3. 取小白鼠 4 只,称重、编号,观察其正常活动情况(呼吸、肌肉紧张度、翻正反射及四肢肌张力)。

(1)预防组。1 号小白鼠腹腔注射 1% $CaCl_2$ 溶液 0.1 mL/10 g,2 号小白鼠腹腔注射生理盐水(0.1 mL/10 g),10 min 后两只小白鼠均腹腔注射 5% 硫酸链霉素溶液(0.1 mL/10 g),观察其变化,观察时间为 30 min。

(2)治疗组。3、4 号小白鼠腹腔注射 5% 硫酸链霉素溶液(0.1 mL/10 g),然后观察两只鼠反应。出现肌肉松弛、呼吸困难、不能行走等症状时,3 号鼠 0.1 mL/10 g 腹腔注射生理盐水(0.1 mL/10 g),4 号鼠腹腔注射 1% $CaCl_2$ 溶液(0.1 mL/10 g)。然后观察小白鼠的反应。

【实验结果】

将实验结果填入表 33-1 中。

表 33-1　链霉素阻断神经肌肉接头的毒性及钙离子的对抗作用

| 组别 | 鼠号 | 药物 | 剂量 | 注射后反应 | 药物 | 剂量 | 注射后反应 |
|---|---|---|---|---|---|---|---|
| 预防组 | 1 | 氯化钙溶液 | | | 5% 硫酸链霉素溶液 | | |
| | 2 | 生理盐水 | | | 5% 硫酸链霉素溶液 | | |
| 治疗组 | 3 | 5% 硫酸链霉素溶液 | | | 生理盐水 | | |
| | 4 | 5% 硫酸链霉素溶液 | | | 氯化钙溶液 | | |

【注意事项】

1. 肌内注射硫酸链霉素后,一般在 30～60 min 出现反应,并逐渐加重。氯化钙溶液应缓慢推注,以免发生高钙惊厥。

2. 注意观察给药后各鼠的表现。

【思考题】

观察实验动物用链霉素前后的表现并分析其发生机制。

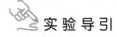

实训三十四

# 亚硝酸盐的中毒与解救

## 实 验 导 引

**知识要求**

1. 掌握亚硝酸盐急性中毒模型的制作方法。

2. 熟悉亚甲蓝的解毒机制。

**能力要求**

1. 能说出亚硝酸盐中毒的症状。

2. 能分析不同剂量亚甲蓝对亚硝酸盐中毒解毒的影响。

【实验目的】

1. 掌握亚硝酸盐中毒的诊断要点。

2. 了解中毒与解毒的原理。

3. 观察亚硝酸盐中毒的临床表现及亚甲蓝的解毒效果。

【实验原理】

亚硝酸盐中毒的原理是其与血红蛋白作用,使正常的二价铁被氧化成三价铁,形成高铁血红蛋白。高铁血红蛋白能抑制正常的血红蛋白携带氧和释放氧的功能,因而致使组织缺氧,特别是中枢神经系统缺氧更为敏感。被动物吸收后亚硝酸根离子能迅速使血红蛋白中的二价铁氧化为三价铁,血红蛋白被氧化成高铁血红蛋白,从而阻止正常血红蛋白的携氧和释氧功能,造成组织缺氧,导致器官的功能障碍。

口服纯亚硝酸盐 $0.2 \sim 0.5$ g 可引起中毒,$1 \sim 2$ g 即可致死。常见的有亚硝酸钠和亚硝酸钾。主要用于炸药、染料工业,建筑用防冻剂,食品加工,肉类腌制等。亚硝酸盐最常见的中毒原因为误服。

亚硝酸盐中毒时的临床表现为头痛、乏力、心悸、气短、恶心、呕吐、口唇发绀,皮肤呈蓝褐色,严重者可有惊厥,甚至呼吸及循环衰竭而死亡。治疗用亚甲蓝、维生素 C。

美蓝是一种氧化还原剂,小剂量应用时在体内有还原作用,能将高铁血红蛋白还原为低铁血红蛋白使其恢复与氧的结合能力,大剂量的美蓝进入体内具有氧化作用,能将低铁血红蛋白氧化为高铁血红蛋白。

维生素 C 又称抗坏血酸。在体内既可以氧化型存在,也可以还原型存在。故可以供氢体和受氢体形成参与体内许多生物氧化过程,促使高铁血红蛋白还原成正常血红蛋白。

**【实验动物】**

家兔。

**【实验药品】**

10%亚硝酸钠溶液、1%亚甲蓝注射液。

**【实验器材】**

注射器、灌胃/导尿管。

**【实验方法】**

1. 取家兔 1 只,称其体重,记录呼吸、体温,观察皮肤结膜及耳部血管颜色。

2. 按 5 mL/kg 给家兔灌服 10%亚硝酸钠溶液,记录并注意观察家兔的呼吸、眼结膜及耳部血管的颜色变化,并于出现发绀时检查体温。

3. 家兔出现典型的亚硝酸盐中毒症状后,立即用诊断试纸检查唾液、尿液变化,而后速用 1%亚甲蓝注射液按 2 mL/kg 静脉注射,观察并记录解毒效果。

**【实验结果】**

将实验结果填入表 34-1 中。

表 34-1 亚硝酸盐中毒的临床表现与亚甲蓝的解毒效果

| 检查项目 | 中毒前 | 中毒后 | 解毒后 |
|---|---|---|---|
| 呼吸 | | | |
| 体温 | | | |
| 眼结膜 | | | |
| 耳血管 | | | |
| 其他 | | | |

**【注意事项】**

1. 实验前应保证家兔生命体征正常,无任何疾病状态。

2. 实验中注意保持家兔呼吸道通畅,并做好抢救准备工作。

3. 当家兔出现明显中毒症状时,宜及时施救,避免家兔猝死。

**【思考题】**

1. 亚硝酸钠中毒的临床表现是什么?

2. 亚甲蓝为什么能解毒?

**【知识拓展】**

1. 体温的测定。一般采用肛门测温法,测温时,用左臂夹住兔体,左手提起尾巴,右手将体温表插入肛门,深度 3.5 ~ 5.0 cm,保持 3 ~ 5 min。家兔的正常体温为 38.5 ~ 39.5 ℃。

2.可视黏膜检查。家兔的可视黏膜包括眼结膜、鼻腔黏膜、口腔黏膜和阴道黏膜。正常时呈粉红色。检查眼结膜时,可用左手固定头部,右手示指、拇指拨开眼睑即可观察。结膜发绀:呈兰紫色,是高度缺氧所致,见于肺炎、中毒病、心力衰竭等。

实训三十五

# 藻酸双酯钠体内抗凝血作用

 **实验导引**

**知识要求**

1. 掌握藻酸双酯钠(polysaccharide sulfate,PSS)对凝血过程的作用机制。

2. 掌握小白鼠取血的操作方法。

3. 熟悉家兔心脏取血的方法。

**能力要求**

1. 能说出藻酸双酯钠抗凝的机制。

2. 能设计观察PSS的抗凝血作用的实验。

【实验目的】

1. 掌握小鼠球后静脉丛取血的操作方法。

2. 掌握毛细管法测定凝血时间的方法。

3. 能设计观察PSS的抗凝血作用的实验。

4. 了解PSS抗凝血机制。

【实验原理】

藻酸双酯钠是褐藻胶多糖经降解、化学修饰制备的1种藻酸丙酯硫酸酯钠盐,是中国研制的第一个海洋硫酸多糖类药物。PSS最显著的药理作用是抗凝血活性,早期的研究认为PSS的抗凝效价相当于肝素的1/3~1/2,临床上常用来治疗缺血性心脑血管疾病以及弥散性血管内凝血。

PSS通过多途径发挥抗凝血活性:①PSS带有负电荷,具有强烈的分散乳化性质。通过增加红细胞表面电荷使红细胞相互排斥从而达到降低血液黏度、扩充动脉管腔的作用,对血液流变学有明显影响。②抑制凝血酶介导的纤维蛋白的形成以及抑制内源性凝血途径来发挥凝血作用。③阻止血小板对胶原蛋白的黏附,抑制由于血管内膜受损和凝血酶激活等所导致的血小板聚集。④PSS可以明显升高急性脑梗死患者血浆中的血栓调节蛋白水平,促使蛋白C转变为活化蛋白C,进而灭活凝血因子来发挥抗凝血活性。⑤抑制血栓形成辅助因子。⑥激活、促进纤维蛋白溶解。

本实验采用毛细管法,通过研究PSS对小白鼠凝血时间的影响,评价其抗凝作用活性。

**【实验动物】**

小白鼠(18~22 g)。

**【实验药品】**

0.15% 自制藻酸双酯钠溶液(药物化学实验课程制备)、0.15% 藻酸双酯钠标准品溶液、苦味酸溶液(标记用)、生理盐水。

**【实验器材】**

鼠笼、电子天平、1 mL 注射器、毛细管、秒表。

**【实验方法】**

1. 预实验

(1)取 6 只昆明种小白鼠,随机分为 3 组,每组 2 只,标记、称重。

(2)3 组依次为空白对照组、阳性对照组、实验组,分别腹腔注射生理盐水、0.15% 藻酸双酯钠标准品溶液、0.15% 自制藻酸双酯钠溶液,给药体积均为 0.2 mL/10 g 体重。

(3)测定凝血时间(毛细管法):给药后 20 min,用毛细管从球后静脉丛取血,使血充满长度为 10 cm 的毛细管,立即开始计时,每 30 s 折断毛细管 0.5~1.0 cm,并轻轻向两端拉动,直至出现凝丝,记下此时的时间,即毛细管凝血时间。

2. 正式实验

(1)取 30 只小白鼠,随机分为 3 组,每组 10 只,标记、称重。

(2)同预实验(2)。

(3)同预实验(3)。

**【实验结果】**

根据小组实验结果填写表 35-1(保留小数点后一位小数)。

表 35-1　生理盐水、PSS 标准品、自制 PSS 的凝血时间

| 药物 | 号数 | 体重/g | 给药量/mL | 毛细管凝血/min |
|------|------|--------|-----------|----------------|
| 生理盐水 | 1 | | | |
| | 2 | | | |
| | 3 | | | |
| | 4 | | | |
| | 5 | | | |
| | 6 | | | |
| | 7 | | | |
| | 8 | | | |
| | 9 | | | |
| | 10 | | | |

续表 35-1

| 药物 | 号数 | 体重/g | 给药量/mL | 毛细管凝血/min |
|---|---|---|---|---|
| PSS 标准品溶液 | 1 | | | |
| | 2 | | | |
| | 3 | | | |
| | 4 | | | |
| | 5 | | | |
| | 6 | | | |
| | 7 | | | |
| | 8 | | | |
| | 9 | | | |
| | 10 | | | |
| 自制 PSS 溶液 | 1 | | | |
| | 2 | | | |
| | 3 | | | |
| | 4 | | | |
| | 5 | | | |
| | 6 | | | |
| | 7 | | | |
| | 8 | | | |
| | 9 | | | |
| | 10 | | | |

在 Excel 表中输入全班实验的凝血时间,判断有无异常值,如有,应舍去,并说明舍去的原因,计算平均值和标准差,进行双侧 $t$ 检验。根据全班实验情况填写表 35-2。

表 35-2　PSS 对小鼠凝血时间的影响( $\overline{X} \pm S, n$ )

| 组别 | 药物 | 剂量/(mg/kg) | 动物数/n | 凝血时间 |
|---|---|---|---|---|
| 空白对照组 | 生理盐水 | | | |
| 阳性对照组 | PSS 标准品 | | | |
| 实验组 | 自制 PSS | | | |

**【注意事项】**

玻片法挑动血滴,经横贯血滴直径,连续能挑起纤维丝为凝血时间终点。如果过分挑动,变成纤维血滴则始终不出现纤维丝,所以同时放两滴血,核对另外一滴血很有必要。

**【思考题】**

1. 藻酸双酯钠抗凝的机制是什么? 能否用于体外抗凝?

2. 玻片法测定凝血时间时,为何要同时放两滴血?

实训三十六

# 中药提取物的祛痰作用

## 实验导引

**知识要求**
1. 掌握筛选祛痰药的方法。
2. 熟悉中药提取物的祛痰作用。

**能力要求**
1. 能设计并写出实验报告。
2. 能正确分析中药提取物的作用及应用。

**【实验目的】**

通过实验学习用酚红(PSP)呼吸道排泌实验来筛选祛痰药的方法,同时观察药物的祛痰作用。

**【实验原理】**

桔梗、川贝母、前胡、紫菀、皂荚、天南星、款冬花、薄菜、满山红等的煎剂或流浸膏均有祛痰作用,都能增加呼吸道的分泌量,一般在给药 1 h 后作用达到高峰,其中以桔梗、前胡、皂荚作用最强,而款冬花较弱。桔梗的主要功效:宣肺、利咽、祛痰、排脓,用于咳嗽痰多、胸闷不畅、咽痛、音哑、肺痈吐脓、疮疡脓成不溃。

本实验以桔梗煎剂为实验组,强力枇杷露为对照组(阳性药),观察药物的祛痰作用。

**【实验动物】**

小白鼠(22 g)。

**【实验药品】**

桔梗煎剂、强力枇杷露、2.5%酚红溶液、1 mol/L 氢氧化钠溶液、生理盐水。

**【实验器材】**

离心机,酶标仪,小白鼠灌胃器,手术剪,镊子,试管、EP 管。

**【实验方法】**

1. 配制酚红标准溶液:加 3.2 μL 的 2.5%酚红溶液到 10 mL 的 1 mol/L NaOH 溶液中,混匀,取 1 mL 于 EP 管中,对半稀释 5 次,得到一系列的等浓度梯度标准溶液。取每个浓度的酚红标准溶液 100 μL 于 96 孔板。用酶标仪在 546 nm 处读取吸光度,结果填入表 36-1 中。

表 36-1　酚红溶液浓度-吸光度标准曲线表

| 酚红溶液浓度/(μg/mL) | 吸光度 A |
|---|---|
| 0.5 | |
| 1 | |
| 2 | |
| 4 | |
| 8 | |
| 16 | |

2. 取 25 g 左右的小白鼠 9 只,雌雄均可,实验前禁食(但不禁水)12 h。给予其中 3 只灌胃桔梗(或远志)煎剂 0.25 mL/10 g,另 3 只灌胃等量生理盐水,其余 3 只灌胃强力枇杷露。

3. 30 min 后每只小白鼠腹腔注射酚红溶液 5 mg/10 g(2.5% 溶液为 0.2 mL/10 g)。再隔 40 min 将小白鼠处死。剖开胸腔,分离气管。剪下自甲状软骨至下端分叉处的一段气管,放入盛有 4 mL 生理盐水的试管中,振荡 10 min。取出试管内的气管,用离心法除去液体中的悬浮物。

4. 取所得上清液 3.5 mL,加入 1 mol/L 氢氧化钠溶液 0.1 mL,显色后取 100 μL 于 96 孔板用酶标仪在 546 nm 处读取吸光度,在标准曲线上查对相应的酚红浓度。标准曲线可以从测定 0.5 ~ 10.0 μg/mL 酚红溶液的吸光度读数来绘制。

【实验结果】

1. 将上述结果记录于表 36-2 中,并进行统计分析。

表 36-2　生理盐水、桔梗煎剂、强力枇杷露的祛痰作用

| 药物 | 号数 | 体重/g | 给药量/mL | 酚红量/mL | 吸光度/min |
|---|---|---|---|---|---|
| 生理盐水 | 1 | | | | |
| | 2 | | | | |
| | 3 | | | | |
| 桔梗煎剂 | 1 | | | | |
| | 2 | | | | |
| | 3 | | | | |

续表 36-2

| 药物 | 号数 | 体重/g | 给药量/mL | 酚红量/mL | 吸光度/min |
|---|---|---|---|---|---|
| 强力枇杷露 | 1 | | | | |
| | 2 | | | | |
| | 3 | | | | |

2. 根据全班实验情况填写表 36-3。

表 36-3　PSS 对祛痰作用的影响( $\overline{X} \pm S, n$ )

| 组别 | 药物 | 药剂量/(mg/kg) | 动物数/n | 酚红浓度 |
|---|---|---|---|---|
| 空白对照组 | 生理盐水 | | | |
| 阳性对照组 | 强力枇杷露 | | | |
| 实验组 | 桔梗煎剂 | | | |

【注意事项】

1. 解剖分离气管时应避免损伤周围气管。如发生出血,应立即以滤纸吸净,以免将血液带入气管洗出液而影响比色结果。

2. 剪下气管后应立即将其投入盛有生理盐水的试管中,以防气管内分泌液的流失。

3. 对照组鼠气管洗出液的酚红浓度一般在 1 μg/mL 以下。给药组鼠的酚红浓度达到对照组鼠数值的 2 倍时可以认为该药有效,超过 3 倍时为显效。

【思考题】

常用祛痰药物有哪些?其作用机制是什么?

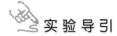

## 实训三十七

# 强心苷对兔心的毒性作用和利多卡因的抗心律失常作用

## 实验导引

**知识要求**

1. 掌握制作心律失常模型的方法。
2. 熟悉 BL-420 生物机能实验系统。
3. 了解过量强心苷药物诱发心律失常的机制。

**能力要求**

1. 会设计心律失常的诱发及对抗实验。
2. 能正确说出利多卡因治疗心律失常的作用机制。

【实验目的】

1. 观察过量去乙酰毛花苷致心律失常的作用。
2. 观察利多卡因的抗心律失常作用。
3. 观察高血钾的致心律失常作用。

【实验原理】

强心苷具有强心作用,临床上主要用于慢性心功能不全(CHF)的治疗。中毒量可导致快速型室性心律失常、房室传导阻滞及窦性心动过缓。其机制为:治疗量时强心苷抑制 $Na^+$–$K^+$–ATP 酶,细胞内 $Na^+$ 一过性增加,$Na^+/Ca^{2+}$ 交换增加,心肌细胞 $Ca^{2+}$ 增加,心肌收缩力增加;中毒剂量时,细胞内 $Na^+$ 明显增加,$Na^+/Ca^{2+}$ 交换增加,$Ca^{2+}$ 超负荷,导致细胞内 $K^+$ 明显下降,心肌细胞自律性增强,传导减慢,引起心律失常。

利多卡因为 Ⅰb 类抗心律失常药,可选择性作用于浦肯野纤维,抑制 $Na^+$ 内流,促进 $K^+$ 外流,降低自律性,消除折返激动,是临床治疗室性心律失常及防治急性心肌梗死后室性心律失常的首选药之一。

【实验动物】

家兔(雌雄均可)。

【实验药品】

20% 乌拉坦溶液,0.02% 去乙酰毛花苷溶液,0.25% 利多卡因溶液,5% 氯化钾溶液,生理盐水。

**【实验器材】**

BL-420 生物机能实验系统、心电电极、兔解剖台、兔绑绳，5 mL 注射器(1 副)，2 mL 注射器(2 副)，针头。

**【实验方法】**

1. 取家兔 1 只，称重。

2. 耳缘静脉注射 20% 乌拉坦 5 mL/kg 麻醉。

3. 开机并启动 BL-420 生物机能实验系统。开启稳压电源、打印机、显示器、主机，在桌面上用鼠标点击 BL-420 生物机能实验系统快捷图标，进入 BL-420 生物机能实验系统。所有的导联都插在皮下：鳄鱼夹插在前肢(左或右都可以)，黑色插在心底部(胸骨两侧约 2、3 肋尖)红色插在心尖部(心尖波动最明显处)。

4. 观察家兔所显示的心电波形，待信号稳定后开始实验，记录正常心电图。

5. 家兔耳缘静脉注射 0.02% 去乙酰毛花苷溶液 5 mL/kg，于 5~10 s 内注射完毕。

6. 待家兔心律失常明显时(出现室性期前收缩或频发室性期前收缩)，缓慢静脉注射 0.25% 利多卡因溶液 1 mL/kg，观察其心电图变化。

7. ECG 恢复正常后，缓慢静脉注射 5% 氯化钾 1 mL/kg 并描记观察心电图变化。

8. 出现异常心电图后，静脉注射 0.25% 利多卡因 1 mL/kg 并描记。

**【实验结果】**

根据实验结果画图并分析。

1. 家兔正常心电图。

2. 强心苷所致异常心电图表现。

3. 高钾所致异常心电图表现。

4. 注射利多卡因后心电图的变化。

**【注意事项】**

1. 保护家兔耳缘静脉，由耳尖部开始注射药物。

2. 强心苷静脉注射速度宜快。

3. 仔细观察心电图变化，严格掌握抢救指征。

4. 利多卡因静脉注射的速度宜慢，以免引起缓慢型心律失常。

**【思考题】**

1. 过量强心苷可致快速型心律失常(如室性期前收缩、二联律、三联律、室性心动过速、室颤等)及机制。

2. 高钾所致心律失常作用及机制。

3. 利多卡因的抗心律失常作用及机制。

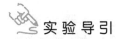

## 实训三十八　糖异生相关基因蛋白质免疫印迹法检测

　**实验导引**

**知识要求**

1. 掌握蛋白质印迹法的实验操作及参数。

2. 熟悉蛋白质印迹法的提取方法。

3. 了解蛋白质印迹法的应用及常见问题的解决办法。

**能力要求**

1. 学会蛋白的提取、蛋白电泳、转膜、显影技术。

2. 能够用该方法设计实验,检查蛋白水平。

【实验目的】

1. 掌握蛋白质印迹法的操作方法。

2. 掌握蛋白质的提取方法。

3. 设计实验观察糖异生相关基因蛋白的表达。

4. 了解免疫印迹的意义及常见问题的解决办法。

【实验原理】

糖异生是由简单的非糖前体(乳酸、甘油、生糖氨基酸等)转变为糖(葡萄糖或糖原)的过程。糖异生保证了机体的血糖处于正常水平。糖异生的主要器官是肝。肾在正常情况下糖异生能力只有肝的 1/10,但长期饥饿时肾糖异生能力可大为增强。

虽然由丙酮酸开始的糖异生利用了糖酵解中的七步近似平衡反应的逆反应,但还必须利用另外四步酵解中不曾出现的酶促反应,绕过糖酵解过程中不可逆的 3 个反应。①葡萄糖经己糖激酶催化生成 6 磷酸葡萄糖 $\Delta G = -33.5$ kJ/mol;②6 磷酸果糖经磷酸果糖激酶催化生成 1,6 二磷酸果糖 $\Delta G = -22.2$ kJ/mol;③磷酸烯醇式丙酮酸经丙酮酸激酶生成丙酮酸 $\Delta G = -16.7$ kJ/mol。

这 3 个不可逆反应经过以下 4 种酶完成相应的反应:①葡萄糖-6-磷酸酶催化 6-磷酸葡萄糖生成葡萄糖。②果糖 1,6-二磷酸酶催化 1,6-二磷酸果糖生成 6-磷酸果糖。③此过程由两个反应组成,第一个反应由丙酮酸羧化酶催化,辅酶是生物素,反应消耗 1 分子 ATP;第二个反应由磷酸烯醇式丙酮酸羧激酶催化,反应消耗 1 分子 GTP。

其中糖异生途径的主要限速酶是磷酸烯醇式丙酮酸羧激酶,测定其蛋白含量的多少,可以测定其糖异生的程度。

蛋白质印迹法(Western blot)是用来检测蛋白质的一种技术。首先将含有待测蛋白的蛋白质混合物进行凝胶电泳分离,然后将已经分离的蛋白质通过电泳技术从凝胶转移到固体支持物上,这一固体支持物目前常为硝酸纤维素薄膜。随后以待测蛋白质上抗原决定簇特异性的抗体(称为第一抗体)为探针,与固体支持物上的蛋白质进行免疫反应,最后用偶联有辣根过氧化物酶或碱性磷酸酯酶的抗第一抗体的抗体(第二抗体)与第一抗体进行免疫反应,只有与第一抗体特异性结合的待测蛋白才能与第二抗体发生免疫反应。在有辣根过氧化物酶的底物用显色剂存在时就会出现颜色反应,结合有第一抗体、第二抗体的待测蛋白,通过颜色反应即能显现出来。该技术也广泛应用于检测蛋白水平的表达。既可以定性,又可以定半量的蛋白质印迹法是初步鉴定蛋白质最方便也是最通用的方法。

蛋白质印迹法显色的方法主要有以下几种:①底物化学发光法(ECL);②放射自显影法;③底物荧光法(ECF);④底物 DAB 呈色法。本实验方法采用底物化学发光法检测膜上的蛋白。

## 【实验样本】

新鲜小白鼠肝脏。

## 【实验药品】

1.30% 丙烯酰胺储存液(丙烯酰胺 29 g;N,N′-亚甲双丙烯酰胺 1 g;双蒸水定容到 100 mL,),经高压蒸汽灭菌的滤纸过滤避光,4 ℃保存于棕色瓶中。

2.1.5 mol/L Tris-HCl(pH 值为 8.8)(Tris 碱 90.75 g;双蒸水 400 mL;用浓 HCl 调 pH 值至 8.8,加双蒸水定容至 500 mL)。4 ℃冰箱保存。

3.1.0 mol/L Tris(pH 值 6.8)(Tris 碱 12 g;双蒸水 60 mL;用浓 HCl 调 pH 值至 6.8,加双蒸水定容至 100 mL。)。4 ℃冰箱保存。

4.10% SDS(SDS 10 g,加水至 100 mL),室温放置。

5.10% 过硫酸胺(10% APS)。过硫酸胺 1 g,溶于 10 mL 双蒸水中。可在密闭的管子里 4 ℃保存 1 周。

6.10×Tris-甘氨酸电泳缓冲液(Tris 30.3 g;甘氨酸 144 g;SDS 10 g,定容至 1 000 mL,室温放置)。临用时稀释成 1×电泳缓冲液。

7.1% 溴酚蓝(w/v)(溴酚蓝 100 mg;Tris-base 60 mg,定容至 10 mL)。

8.TEMED 原液,4 ℃冰箱保存。

9.1.0 mol/L Tris(pH 值 6.8)(SDS 0.8 g,DTT 0.308 5 g,甘油 3 mL 溴酚蓝 0.004 g,加双蒸水至 10 mL),分装于-20 ℃保存。

10.4×SDS 加样缓冲液 10 mL [1M Tris-HCl(pH 6.8) 2.5 mL,SDS 0.8 g,溴酚蓝 0.004 g,甘油 4 mL]。

11.转膜缓冲液(Tris 碱 5.8 g,甘氨酸 2.9 g,SDS 0.37 g,甲醇 200 mL,加双蒸水至 1 000 mL),临用前配制,4 ℃冷却。

12.1×TBST(Tris 碱 3.028 5 g,氯化钠 8.766 g,Tween-20 500 uL,加双蒸水至

1 000 mL），现配现用。4 ℃最多保存 1 周。

13. 封闭液（一般 5%）。脱脂奶粉 5 g 溶于 100 mL 1×TBST,4 ℃冰箱保存。

14. 组织裂解液。

15. BCA 蛋白定量试剂盒。

16. PEPCK 一抗（兔抗鼠）、内参 β-actin 一抗、二抗 IgG（山羊抗兔）。

【实验器材】

超纯水机、电子天平、电转移仪器、恒温摇床、硝酸纤维素薄膜、Whatman 3 mm 滤纸、电泳仪、纸刀、玻璃棒、全能型凝胶成像系统、抗体孵育盒、转模槽、脱色摇床、电磁搅拌、移液器、量筒、容量瓶、三角瓶、滤纸、直尺。

【实验方法】

1. 制胶　按表 38-1 和表 38-2 配制电泳凝胶，下层为分离胶，上层为浓缩胶。

（1）配置分离胶

1）一旦加入 TEMED，马上开始聚合，故应快速旋动混合物并进入下一步操作。

2）迅速在两玻璃板的间隙中灌注正丁醇或者双蒸水溶液，留出灌浓缩胶所需的空间（梳齿长+1 cm）。

3）在凝胶上加满 0.1% SDS［也可以用弹性重蒸馏水（dd 水）］,将凝胶垂直放于室温下。覆盖水层可防止因氧气扩散进入凝胶而抑制聚合反应。

4）分离胶聚合后（约 30 min）,倾出覆盖层液体，用去离子水洗涤凝胶顶部数次以除去未聚合的丙烯酰胺。尽可能地排去凝胶上的液体，再用纸巾的边缘吸净残留液体。

（2）配置浓缩胶

1）一旦加入 TEMED，为防止马上开始聚合，故应快速旋动混合物。

2）在已经聚合的分离胶上快速直接灌注浓缩胶，直到加满。

3）立即在浓缩胶中插入干净的梳子，小心避免混入气泡（如果梳子间有气泡，需要重新插梳子）。

4）约 30 min 后凝胶凝聚，小心拔出梳子。把凝胶固定于电泳装置上，准备电泳缓冲液约 500 mL，将电泳缓冲液加满电泳槽的中间，保持内外不通且使外面的电泳缓冲液没过电泳槽下面的金属导线。

2. 蛋白样品处理及上样

（1）100 mg 小鼠肝脏组织匀浆，裂解组织，离心，取上清所得蛋白，蛋白定量采用 BCA 蛋白定量法进行定量（按照 BCA 蛋白定量试剂盒操作说明实验）。

（2）等质量样品加入等体积（2 倍或 4 倍样品浓度的缓冲液）缓冲液，99 ℃ 煮 5 min（注意：煮样品时不要盖锅盖，以免样品溢出或者盖子鼓开）。

（3）2 000 r 离心样品 10~30 s;样品冷却后，按照预定顺序，根据梳子厚度加样（1.5 mm 的梳子上样 40 μL 左右，1 mm 的梳子加样 15 μL 左右）。

（4）将样品加入浓缩胶的梳孔中，留一合适的梳孔中加入蛋白 Marker。

3. SDA-PAGE 电泳　两手平行拔出梳齿，用双蒸水轻轻冲洗加样孔，冲掉气泡，看到清晰的孔。

装置胶板,放入电泳槽中,小槽中加入新鲜的电泳液,加满,两边加入回收的电泳液(回收的可以用几次),加至与小槽液面平行,此时小槽液面下降,应补充加入新鲜电泳液,加满为止,往一边吹开气泡。

上样:用 10 μL 的枪上样,贴壁缓缓加入,注意防止样品溢出孔道。加样整个过程要熟练,要快,时间久了样品弥散,导致电泳效果不好。靠近自己的板子分子标志物上在左边,对面的上在右边,分子标志物上 10 μL,全部上完后旁边空余一个孔加入缓冲液,否则会跑斜。

电泳装置正负极正确连接后开始电泳,起始电压 100 V,待样品在浓缩胶部分浓缩成一条线后,加大电压至 120 V,待溴酚兰达到底部边缘,即可停止电泳。

4. 转膜(湿转法)

(1)膜的准备。甲醇浸泡 PVDF 膜 10 ~ 15 min,转膜缓冲液平衡 15 ~ 30 min。

戴手套,剪一块合适大小的 PVDF 膜在甲醇中浸泡 1 min(注意:当进行接触滤纸、凝胶和膜的操作时,一定要戴手套,否则,手上的油脂会阻断转移)。将 500 mL 转膜缓冲液倒入较大的托盘中,把两块海绵、两块与膜等大的滤纸、已经浸泡好的 PVDF 膜放入托盘中,充分浸泡。

(2)胶的准备。将玻璃板撬开,撬的时候动作要轻,要在两个边上轻轻地反复撬(禁止一个位置用力,防止玻璃破碎)。撬一会儿玻璃板便开始松动,直到撬去玻璃板,去除浓缩胶,根据目的蛋白的位置切胶。胶和 PVDF 膜、滤纸一样大(注意:撬玻璃板和切胶时一定要小心,胶很易裂,要用巧劲,最好将撬板蘸水浸湿后再敲胶,可以避免由于胶黏在撬板上而破损)。

(3)装入转膜仪器。将转膜夹子打开,使黑的一面保持水平。在上面垫一张纤维垫,用玻棒来回撬几遍以撬走里面的气泡(一手撬,另一手要压住垫子使其不能随便移动)。然后,在垫子上垫一层滤纸。小心剥下切好的分离胶盖于滤纸上,调整位置,使其与滤纸对齐,轻轻用玻棒撬去气泡。接着,将膜盖于胶上,要盖满整个胶(膜盖下后尽量不再移动)并去除气泡。在膜上盖一层滤纸并除去气泡。最后盖上另一个海绵垫,撬几下就可合起夹子(按照:夹子黑面—纤维垫—1 张滤纸—凝胶—膜—1 张滤纸—纤维垫—夹子白面的顺序排列。整个操作在转移液中进行,要不断地撬去气泡)。

(4)转膜仪器入电泳槽进行转膜。将夹子放入转移槽中,使夹的黑面对槽的黑面,夹的白面对槽的红面。电转移时会产热,在槽的一边放一块冰来降温,并且使转移槽在冰浴中进行转膜。加入转膜缓冲液至刚能没过夹子,100 V、100 min(蛋白质在转移缓冲液中从负极向正极转移,也就是从夹子的黑面向白面。对于大分子量的蛋白,转膜时电压要高一点,时间也要延长一点。特别是务必注意加强降温措施)。

5. 封闭 转膜结束后用封闭液室温摇床封闭 1 ~ 2 h。

6. 免疫

(1)一抗孵育:用 5% 封闭液适当比例稀释一抗(1∶5 000;如果未知浓度,可根据说明书,一般先从 1∶1 000 开始摸索浓度,然后根据实验结果调节到合适的浓度),室温孵育半小时后,4 ℃冰箱孵育过夜;次日从 4 ℃冰箱拿出室温再孵育半小时。

(2)1×TBST 洗膜:10 min×3 次。

(3)二抗孵育:用 5% 封闭液适当比例稀释二抗(根据具体抗体摸索),室温孵育 1 h。

(4)1×TBST 洗膜:15 min×4 次。

7. 显色、曝光

(1)第3次洗膜结束后,避光等比加化学发光 A 液和 B 液适量于管中混匀备用。

(2)打开盒,孵育 PBST 中取出膜并于滤纸上稍吸掉 PBST,镊子夹住边沿铺在全能型凝胶成像系统底板上,正面朝上,滴入显色液,将其推入,选择相应程序显影即可。

(3)将显影所得数据拷入 U 盘,关闭仪器,收拾台面,放归物品。

【注意事项】

1. 玻璃要洗得非常干净,否则胶面会不平。

2. 配胶时,加入配胶的各成分后应充分混匀以免影响胶的凝固,若胶制得不均匀,将会影响电泳。

3. 配胶的浓度根据目的蛋白的大小而定,蛋白分子量越大,所用的胶凝度应越小。

4. 转膜时,纤维垫—1 张滤纸—凝胶—PVDF 膜—1 张滤纸—纤维垫各层之间不应有气泡,组装好后可用试管赶走气泡。

5. 电转膜过程中,尽量创造低温环境,用内置的冰盒的同时放在冰浴或冰水浴里转膜。

6. 背景过高可能的原因及解决办法:①封闭不全——延长封闭时间。②试用0.5% ~1.0%——BSA 封闭。③抗体浓度太高,或孵育时间太长——降低抗体浓度,缩短孵育时间。④控制曝光时间。⑤抗体特异性差,使用多抗容易出现这个问题,若有可换用单抗。

7. 没有信号的原因:①抗体浓度太低,或孵育时间太短——增加抗体浓度,延长孵育时间。②一抗二抗的效价低。③蛋白的表达量低——适当加大上样量。

【思考题】

降糖药物中,有哪几类药物可以抑制糖异生?

【知识拓展】

浓缩胶和分离胶的配制见表38-1 和38-2。

表38-1　配制5%浓缩胶(积层胶)所用溶液

| 溶液成分 | | 不同体积凝胶液中各成分所需体积/mL | | | | | | | |
| --- | --- | --- | --- | --- | --- | --- | --- | --- | --- |
| | | 1 | 2 | 3 | 4 | 5 | 6 | 8 | 10 |
| 5% | 水 | 0.68 | 1.4 | 2.1 | 2.7 | 3.4 | 4.1 | 5.5 | 6.8 |
| | 30% 丙烯酰胺溶液 | 0.17 | 0.33 | 0.5 | 0.67 | 0.83 | 1 | 1.3 | 1.7 |
| | 1.5 mol/L Tris(pH 值8.8) | 0.13 | 0.25 | 0.38 | 0.5 | 0.63 | 0.75 | 0 | 1.25 |
| | 10% SDS | 0.01 | 0.02 | 0.03 | 0.04 | 0.05 | 0.06 | 0.08 | 0.1 |
| | 10% 过硫酸胺 | 0.01 | 0.02 | 0.03 | 0.04 | 0.05 | 0.06 | 0.08 | 0.1 |
| | TEMED | 0.001 | 0.002 | 0.003 | 0.004 | 0.005 | 0.006 | 0.008 | 0.01 |

表 38-2　配制 SDS-PAGE 聚丙烯酰胺凝胶电泳分离胶所用溶液

| 溶液成分 | | 不同体积凝胶液中各成分所需体积/mL | | | | | | | |
|---|---|---|---|---|---|---|---|---|---|
| | | 5 | 10 | 15 | 20 | 25 | 30 | 40 | 50 |
| 6% | 水 | 2.6 | 5.3 | 7.9 | 10.6 | 13.2 | 15.9 | 21.2 | 26.5 |
| | 30% 丙烯酰胺溶液 | 1 | 2 | 3 | 4 | 5 | 6 | 8 | 10 |
| | 1.5 mol/L Tris（pH 值 8.8） | 1.3 | 2.5 | 3.8 | 5 | 6.3 | 7.5 | 10 | 12.5 |
| | 10% SDS | 0.05 | 0.1 | 0.15 | 0.2 | 0.25 | 0.3 | 0.4 | 0.5 |
| | 10% 过硫酸胺 | 0.05 | 0.1 | 0.15 | 0.2 | 0.25 | 0.3 | 0.4 | 0.5 |
| | TEMED | 0.004 | 0.008 | 0.012 | 0.016 | 0.02 | 0.024 | 0.032 | 0.04 |
| 8% | 水 | 2.3 | 4.6 | 6.9 | 9.3 | 11.5 | 13.9 | 18.5 | 23.2 |
| | 30% 丙烯酰胺溶液 | 1.3 | 2.7 | 4 | 5.3 | 6.7 | 8 | 10.7 | 13.3 |
| | 1.5 mol/L Tris（pH 值 8.8） | 1.3 | 2.5 | 3.8 | 5 | 6.3 | 7.5 | 10 | 12.5 |
| | 10% SDS | 0.05 | 0.1 | 0.15 | 0.2 | 0.25 | 0.3 | 0.4 | 0.5 |
| | 10% 过硫酸胺 | 0.05 | 0.1 | 0.15 | 0.2 | 0.25 | 0.3 | 0.4 | 0.5 |
| | TEMED | 0.003 | 0.006 | 0.009 | 0.012 | 0.015 | 0.018 | 0.024 | 0.03 |
| 10% | 水 | 1.9 | 4 | 5.9 | 7.9 | 9.9 | 11.9 | 15.9 | 19.8 |
| | 30% 丙烯酰胺溶液 | 1.7 | 3.3 | 5 | 6.7 | 8.3 | 10 | 13.3 | 16.7 |
| | 1.5 mol/L Tris（pH 值 8.8） | 1.3 | 2.5 | 3.8 | 5 | 6.3 | 7.5 | 10 | 12.5 |
| | 10% SDS | 0.05 | 0.1 | 0.15 | 0.2 | 0.25 | 0.3 | 0.4 | 0.5 |
| | 10% 过硫酸胺 | 0.05 | 0.1 | 0.15 | 0.2 | 0.25 | 0.3 | 0.4 | 0.5 |
| | TEMED | 0.002 | 0.004 | 0.006 | 0.008 | 0.01 | 0.012 | 0.016 | 0.02 |
| 12% | 水 | 1.6 | 3.3 | 4.9 | 6.6 | 8.2 | 9.9 | 13.2 | 16.5 |
| | 30% 丙烯酰胺溶液 | 2 | 4 | 6 | 8 | 10 | 12 | 16 | 20 |
| | 1.5 mol/L Tris（pH 值 8.8） | 1.3 | 2.5 | 3.8 | 5 | 6.3 | 7.5 | 10 | 12.5 |
| | 10% SDS | 0.05 | 0.1 | 0.15 | 0.2 | 0.25 | 0.3 | 0.4 | 0.5 |
| | 10% 过硫酸胺 | 0.05 | 0.1 | 0.15 | 0.2 | 0.25 | 0.3 | 0.4 | 0.5 |
| | TEMED | 0.002 | 0.004 | 0.006 | 0.008 | 0.01 | 0.012 | 0.016 | 0.02 |
| 15% | 水 | 1.1 | 2.3 | 3.4 | 4.6 | 5.7 | 6.9 | 9.2 | 11.5 |
| | 30% 丙烯酰胺溶液 | 2.5 | 5 | 7.5 | 10 | 12.5 | 15 | 20 | 25 |
| | 1.5 mol/L Tris（pH 值 8.8） | 1.3 | 2.5 | 3.8 | 5 | 6.3 | 7.5 | 10 | 12.5 |
| | 10% SDS | 0.05 | 0.1 | 0.15 | 0.2 | 0.25 | 0.3 | 0.4 | 0.5 |
| | 10% 过硫酸胺 | 0.05 | 0.1 | 0.15 | 0.2 | 0.25 | 0.3 | 0.4 | 0.5 |
| | TEMED | 0.002 | 0.004 | 0.006 | 0.008 | 0.01 | 0.012 | 0.016 | 0.02 |

实训三十九 **药物对巨噬细胞吞噬功能的影响**

 **实 验 导 引**

**知识要求**

1. 掌握血细胞计数方法。

2. 了解免疫抑制剂的作用及临床应用。

**能力要求**

1. 熟练掌握小鼠的捉持及腹腔液收集的操作方法。

2. 熟练掌握显微镜的使用方法。

【实验目的】

1. 掌握环磷酰胺对小鼠腹腔巨噬细胞吞噬功能的影响。

2. 了解环磷酰胺对机体非特异性免疫功能的影响。

【实验原理】

巨噬细胞具有吞噬异物的功能,对机体具有免疫调节作用,是机体重要的防护系统之一。当抗原或异物进入机体时,首先被巨噬细胞所吞噬,经过巨噬细胞的处理进行抗原提呈。将巨噬细胞与被吞噬物(鸡红细胞、白念珠菌、白色葡萄球菌等)共同温育、染色,在油镜下计数吞噬异物的巨噬细胞的吞噬百分率和吞噬指数,以此判断巨噬细胞的吞噬功能,从而评价机体的免疫状态。因此,能增高或降低巨噬细胞吞噬能力的药物,可能发挥促进或抑制机体非特异性免疫功能的作用。

实验选用鸡红细胞作为异物,注入小白鼠腹腔中,腹腔中巨噬细胞则会将鸡红细胞吞入。取小白鼠腹腔液涂片、染色后可见鸡红细胞被吞噬的现象,计数100个吞噬细胞中吞噬鸡红细胞的细胞数可判断其吞噬功能。

【实验动物】

小白鼠、鸡。

【实验器材】

注射器、剪刀、滴管、载玻片、恒温水浴箱、显微镜、血细胞计数器、无菌试管、微量加样器。

【实验药品】

1%环磷酰胺溶液,生理盐水,磷酸缓冲液(pH 值 6.9),Hanks 液,瑞代-吉姆萨复合染色液(Giei-Wright 混合液),Alsever 液。

【实验方法】

1. 取 18~22 g 的健康小白鼠 4 只,称重,随机分为甲、乙两组,每组 2 只。甲组鼠腹腔注射 1%环磷酰胺溶液 0.1 mL/10 g,乙组鼠腹腔注射等体积生理盐水,每日给药,连续 2 d。最后一次给药后 48 h,处理小白鼠。

2. 配制:葡萄糖 2.05 g,构橼酸钠 0.8 g,柠檬酸 0.055 g,氧化钠 0.42 g,用蒸馏水加至 100 mL,调 pH 值到 6.1,灭菌后置于 4 ℃冰箱中贮存备用,用于保护红细胞。

3. 配制 5%鸡红细胞

(1)在无菌操作下,自鸡翼下静脉取血,置盛有 Alsever 液小瓶中(血与 Alsever 液之比为 1∶5),混匀,置 4 ℃冰箱中贮存,可保存 4 周。

(2)临用时取血于离心管内,用生理盐水洗涤 3 次。前两次以 1 500 r/min 离心 5 min,弃上清和界面的白细胞。最后一次以 2 000 r/min 离心 5 min,按此时红细胞压积用生理盐水配成 5%鸡红细胞悬液。

4. 小白鼠均腹腔注射 5%鸡红细胞悬液 0.2 mL。

5. 30 min 后,腹腔注射 Hanks 液 1 mL 后立即颈椎脱臼处死。

6. 把小白鼠置于解剖台上固定,剪开腹腔,用滴管吸取腹腔液 1 mL,并平均分滴于两张载玻片上。

7. 将玻片平放于垫有湿沙布的方盘内。置 37 ℃恒温箱孵育 30 min。

8. 取出方盘,将玻片置于生理盐水中轻轻漂洗,以除去未贴片的血细胞,晾干玻片。

9. 每张玻片滴 3~5 滴 Giei-Wright 混合液和 2~3 滴磷酸缓冲液,混匀,静染 5 min。

10. 自来水轻轻冲洗、晾干。在油镜下观察并计数每 100 个巨噬细胞中有多少个吞噬鸡红细胞的吞噬细胞。

【实验结果】

1. 镜下可见吞噬细胞细胞核呈蓝色,被吞噬的鸡红细胞胞质呈红色,而核则染成蓝色(鸡红细胞有细胞核)。

2. 计算吞噬百分数,即计算 100 个巨噬细胞中有多少个吞噬鸡红细胞。

3. 计算吞噬指数,即在 100 个巨噬细胞中,每个具有吞噬活性的巨噬细胞平均吞噬鸡红细胞数(如 100 个巨噬细胞中有 64 个具有吞噬活性,共吞噬 120 个鸡红细胞,则其吞噬指数为 120÷64=1.88)。

4. 正常值参考范围。吞噬百分率:0.627 7±0.013 8;吞噬指数:1.058±0.049。

5. 统计本组及全班结果,分析本药对巨噬细胞吞噬功能有何影响,探讨其可能的机制。

【注意事项】

1. 小白鼠腹腔注射时注意不要刺伤内脏。

2. 计数时如一张玻片数不到 100 个巨噬细胞,可用几张玻片总计。

3. 实验过程中应注意无菌操作。

4. 如果室温较高,实验方法中步骤 9 染色时间可缩短为 3 min,如较低则可适当延长。若玻片染色过深,可用1%盐酸脱色,过浅则可复染。

【思考题】

常用的免疫抑制药物有哪些? 其主要临床应用包括哪些?

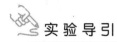

实训四十　中枢神经系统药物的鉴别

## 实验导引

**知识要求**

　　1. 掌握中枢神经系统药物作用的特点。

　　2. 熟悉中枢神经系统药物的作用机制。

**能力要求**

　　1. 会设计并写出实验报告。

　　2. 能比较氯丙嗪、戊巴比妥钠、尼可刹米的特点。

【实验目的】

通过药物辨别实验,掌握中枢神经系统药物作用的特点及其作用机制。

【实验原理】

氯丙嗪系吩噻嗪类抗精神失常的代表药,为中枢多巴胺受体的拮抗药,具有多种药理活性。

　　(1)抗精神病作用:主要通过拮抗与情绪思维有关的边缘系统的多巴胺受体所致。精神病患者服用后,在不过分抑制的情况下,迅速控制精神分裂病症患者的躁狂症状,减少或消除幻觉、妄想,使思维活动及行为趋于正常。

　　(2)镇吐作用:小剂量可抑制延脑催吐化学敏感区的多巴胺受体,大剂量可直接抑制呕吐中枢,产生强大的镇吐作用。对前庭刺激所致的呕吐无效。

　　(3)降温作用:可以抑制体温调节中枢,使体温可随外环境变化而变化。配合物理降温,使体温降低,基础代谢降低,器官功能活动减少,耗氧量减低而呈“人工冬眠”状态。

　　(4)增强催眠、麻醉、镇静药的作用。

　　(5)对心血管系统的作用:可阻断外周 α–肾上腺素受体,直接扩张血管,引起血压下降,大剂量时可引起体位性低血压。

　　(6)对内分泌系统有一定的影响,如使催乳素抑制因子释放减少,出现乳房肿大、乳溢。抑制促性腺激素释放、促皮质激素及促生长激素分泌延迟排卵。

　　戊巴比妥钠巴比妥类催眠药,作用时间可维持 3~6 h,显效较快。用作催眠和麻醉前给药,亦可用于治疗癫痫和破伤风的痉挛。尼可刹米是一种中枢兴奋药,能选择性地兴奋延髓呼吸中枢,也可通过颈动脉体和主动脉体化学感受器反射性地兴奋呼吸中枢,使呼吸加深加快,当呼吸中枢被抑制时其兴奋作用更为明显。临床主要用于疾病或中枢抑制药中毒引起的呼吸及循环衰竭。

根据3种药物对小鼠的活动作用观察并判断3种未知药物分别是什么。

【实验动物】

小白鼠(18～22 g,雌雄均可)。

【实验药品】

苦味酸溶液(标记用),氯丙嗪溶液、戊巴比妥钠溶液、尼可刹米溶液随机编号为 A 药、B 药、C 药。

【实验器材】

1 mL 注射器(3 支)、玻璃缸(3 个)、电子天平(配塑料杯 1 个)。

【实验方法】

1. 取12只小白鼠分别称重、编号,并观察其一般活动(翻正反射是否存在,静卧还是活动不止),记录观察所见。

2. 给药并记录给药时间。

(1)1～3 号小鼠给予 A 药,0.1 mL/10 g,IP。

(2)4～6 号小鼠给予 B 药,0.1 mL/10 g,IP。

(3)7～9 号小鼠给予 C 药,0.1 mL/10 g,IP。

(4)10～12 号小鼠给予生理盐水,0.1 mL/10 g,IP。

3. 给药后连续观察40 min,并记录下列指标:①一般活动;②翻正反射是否消失及消失时间、重复时间;③惊厥先兆(竖尾、跳跃、尖叫、咬齿等)出现时间及消失时间;④静卧出现的时间及消失时间。

【实验结果】

将观察到的实验结果填入表40-1(保留小数点后一位小数)。

表 40-1　不同药物对小鼠中枢神经系统的影响(min)

| 编号 | 药物 | 翻正反射 | | 惊厥 | | 静卧 | |
|---|---|---|---|---|---|---|---|
| | | 出现时 | 消失时间 | 出现时 | 消失时间 | 出现时 | 消失时间 |
| 1 | A | | | | | | |
| 2 | A | | | | | | |
| 3 | A | | | | | | |
| 4 | B | | | | | | |
| 5 | B | | | | | | |
| 6 | B | | | | | | |
| 7 | C | | | | | | |

续表 40-1

| 编号 | 药物 | 翻正反射 | | 惊厥 | | 静卧 | |
|---|---|---|---|---|---|---|---|
| | | 出现时 | 消失时间 | 出现时 | 消失时间 | 出现时 | 消失时间 |
| 8 | C | | | | | | |
| 9 | C | | | | | | |
| 10 | 生理盐水 | | | | | | |
| 11 | 生理盐水 | | | | | | |
| 12 | 生理盐水 | | | | | | |

1. 自行设计并写出实验报告。

2. 在讨论中分析下列问题:①根据所学理论知识解释你的实验结果,说出各药对中枢神经系统的作用并比较他们的异同点;②写出 A、B、C 各药具体的药名和药物类别。

【注意事项】

1. 捉拿小白鼠要准确、轻柔,禁止喧闹和手法粗暴,还要防止被鼠咬伤。

2. 给药量要准确,注射时勿损伤动物的内脏器官。

提示:已知 A、B、C 3 种未知药物是生理盐水、氯丙嗪(0.1%)、戊巴比妥钠(0.3%)和尼可刹米(1%)中的 3 种,但不知 A、B、C 各是何药。

【思考题】

1. 氯丙嗪是否具有催眠作用?

2. 氯丙嗪与镇静催眠药,在镇静作用上的不同点是什么?

# 附录一

## 设计性实验训练内容

### (一)目的和要求

在基本掌握药理学实验方法和技术的基础上,学生通过自选实验题目,自行设计和操作,并对实验结果、实验数据做出科学的处理和分析,以正式论文的格式和要求对本次实验做出总结。目的是培养学生良好的科学思维、严谨的科学作风和解决实际问题的能力。

### (二)方式和安排

本项实验是以学生为主,自行选择和设计实验内容,并独立完成。因此,安排 3 次实验。

1. 第一次实验　讨论和论证自选实验的题目、内容和实验设计。要求学生以实习小组为基本单位,于本次课前做好准备,即拟定实验题目(可备选 1 ~ 2 个题目),做好实验设计。在课堂上,每小组推选 1 人作为代表,报告实验题目、选题依据和实验设计的可行性,经过全班同学和老师共同讨论,最后决定是否通过。通过实验方案的小组,要充分做好实验操作前的各种准备工作,如动物的取材、药品和试剂的配制、仪器的调试、动物分组以及实验操作过程中可能出现的问题等,做到实验前心中有数,保障实验顺利进行。

2. 第二次实验　实验操作。以实习小组为单位,按通过的实验方案进行实验,并做好实验记录和实验结果分析。在实验操作过程中,注意所用仪器设备的调整和正确使用,注意动物的麻醉和给药剂量的准确性,并客观地记录各种实验结果,结合理论知识对实验结果做出正确的分析和科学的评价。

3. 第三次实验　总结和报告实验结果。实验结束后,要求以实习小组为单位,对实验结果进行处理,并以研究论文的方式撰写实验报告。在本次实验课中,每小组选出一位代表,对所做的实验进行论文报告和答辩。实习指导教师根据每组实验报告以及对知识点的掌握情况,做出评分和实验技能方面的考核。

### (三)题目选择与实验设计

1. 题目的选择　本次实验中题目的选择至关重要,决定该项研究的工作价值和实验的成功率。一般实验题目的选择从以下几个方面着手。

(1)新颖性:根据药理学所学知识,结合检索国内外有关的文献和科研新资料,在教研室能提供的条件下,尽可能保证所选择题目的新颖性。

(2)目的性:此项实验研究要解决什么问题,达到什么目的,这是在选题之前要思考的。一般研究的目的主要是阐明生命的现象、病理变化、发病机制、药物防治作用和作用机制等,具有理论性和实用性。

(3)科学性和可行性:实验设想要有科学依据,而不是凭空想象。这里要有科学的构思、充分的论证和严密的设计,并在实践中进行证明。同时,在选择和设计实验题目的过程中,还要考虑到实验的可行性,即进行实验研究所必需的实验条件,这是实验得以进行的必要前提。

## (四)实验设计

1. 基本要求

(1)明确实验目的和意义。

(2)确定实验组和对照组。

(3)确定实验方法和观察指标。

(4)动物和实验模型的选择。

(5)对动物进行抽样与分组。

(6)确定给药剂量。

(7)给药途径、药物剂型和观察时间的安排。

2. 基本原则　为保证实验结果的科学性、正确性,减少误差和偏因。在实验设计时要注意"重复、对照、随机"3 个基本原则。

## (五)实验设计报告

研究题目:

理论依据及研究现状:

研究内容:

研究方法:

实验对象:　　　　　性别:　　　　　规格:　　　　　数量:

实验组与对照组的处理:

观察指标:

实验步骤:

仪器与药品:

预期实验结果:

设计人:

## (六)具体实施步骤

1. 选定实验题目

2. 实验设计准备

(1)有关本实验题目的理论知识的学习。

(2)实验设计方法的学习。

(3)熟悉与本实验操作有关的仪器。

（4）预习有关实验方法。

3. 实验准备

（1）材料如动物、药品、试剂、器材等。

（2）方法如实验分组、操作、结果记录处理等。

（3）预期实验结果。

4. 实验操作

（1）调整所用的仪器、设备。

（2）动物捉拿、固定、麻醉及手术过程。

（3）给药。

（4）实验结果的测定、记录、处理。

## （七）实验总结

本次实验报告总结要求按平顶山学院学报的格式，以科研论文的方式，按小组为单位进行撰写。

## （八）指导过程

本次实验以学生为主体，教师仅担任指导工作，各实习小组均有指定的教师在实验过程中对选题、实验设计、实验准备、实验操作和论文撰写等方面给予必要的指导。

## （九）实验方法选择

请参阅本实习指导中有关实验方法的介绍。

# 研究论文的书写

## （一）题目

题目（title）应包括被试因素、受试对象、实验效应及变化特点等。力求准确概括论文的性质、内容以及创新之处，关键词汇的使用要恰当。字数一般为 20～30 个字或 100 个英文印刷符号以内。

## （二）摘要与关键词

摘要（abstract）可置于论文的开始，构成研究论文的一部分。摘要部分要求紧扣主题、观点鲜明、简单扼要、重点突出、充分体现本研究的创新之处，一般为 100～300 字。摘要的写作多采用结构式，包括目的（objective 或 aim）、方法（methods）、结果（results）与结论（conclusions）。关键词（key words）也称主题词或索引词，可以是单词或短语，列出关键词便于图书索引与读者检索。

## （三）引言

引言（introduction）以叙述与主题相关的已知的一般知识开始，进入该主题特定领域研究现状，然后提出本论文要解决的问题。引言的字数为 300～600 字，约占全文的 1/10。引言不同于摘要，本文的结论不列在引言中。

## （四）材料与方法

1. 受试对象

说明受试对象的来源、性别、体重、年龄、饲养条件、健康情况、麻醉及手术方法。

2. 实验材料

所用化学药品、实验仪器（名称、来源、规格、批号等）。

3. 被试因素

描述被试因素与受试对象的组合原则，对照设置、被试因素作用的方法、时间与强度等。

4. 观察指标与实验步骤

说明观察指标的种类、特点、处理过程和测定方法等，并按实验过程和先后顺序逐一介绍。

5. 统计学数据处理

统计量的表示方法如平均值±标准差，差异显著性检测方法及其评定标准。

## （五）结果

1. 用文字对结果（results）进行描述。

2. 以表格或图提供具体数据　表格的制作表格一般采用"三线表"或"全线表"，即顶线、标目线和底线三条横线构成栏头、表身。一般行头标示组别，栏头标示反应指标。表格应有序号与表题。表底下方可加必要的注释。图的绘制一般以柱形图高度表达非连续性资料的大小，以线图、直方图或散点图表达连续性或计量资料的变化，以点图表示双变量之间的关系。

## （六）讨论

讨论（discussion）是对实验结果进行论证、分析，是论文学术水平的反映。一般包括对引言中所提出的问题进行回答、论证与解释；并突出本项研究工作的创新点和客观评价研究方法或结果的局限性与不一致性。

## （七）参考文献

选择参考文献（references）一般应遵循有效、易获得以及新而精的原则。

# 附录三
## 常用生理药理试剂配制及实验动物参数

### (一)常用生理溶液配制

**1.配制生理溶液的主要条件**

(1)渗透压:配制人工生理溶液要等渗。不同的动物对同一物质的等渗浓度要求不相同,如生理盐水溶液,冷血动物所用的是0.60%~0.75%;温血动物所用的是0.8%~0.9%。有些溶液不仅要求等渗而且要求等张,一般由溶血法测定,等渗不等于等张,只有在等渗溶液下不溶血,该等渗溶液才是等张溶液。

(2)各种离子:溶液中含有一定比例的不同电解质的离子如$Na^+$、$Ca^{2+}$、$K^+$、$Mg^{2+}$、$OH^-$等,是维持组织和器官功能所必需的。组织器官不同,对生理溶液中离子成分和浓度要求亦不同。

(3)pH值的影响:人工生理溶液的pH值一般要求为7.0~7.8。制备离体器官人工生理溶液时要注意以下几点。①蒸馏水储藏期过久,pH值会有改变,故最好用新鲜的蒸馏水。②哺乳动物心脏的冠状动脉,酸性生理溶液可使之扩张,而碱性液使之收缩。③酸性生理溶液可使平滑肌松弛,碱性时则能加速其节律,缩小其振幅。如猫和兔离体的小肠,pH值=6.0~6.2时,可停止收缩;如逐步增加其碱性,则出现兴奋,pH值超过8.0时,则可出现痉挛性收缩状态。又如离体豚鼠的子宫,脑垂体后叶制剂可使之收缩,如果增加重碳酸盐则兴奋减低。④横纹肌对pH值的变化不及平滑肌敏感,但是酸过多能使张力增加。因此,为了调节和稳定生理溶液pH值,常在生理溶液中加入缓冲液,常用缓冲对有$K_2HPO_4/KH_2PO_4$,$Na_2CO_3/NaHCO_3$等。

(4)能量:葡萄糖能提供组织活动所需的能量,但临用时需加入溶液中,特别是气温较高时尤应注意。各种细胞培养液还需加入多种氨基酸、血清等营养物质。

(5)氧气:有的离体器官需要氧气,如离体的子宫、离体的兔心、乳头肌等,一般用95%$O_2$、5%$CO_2$;在肠管实验时可以用空气。

**2.常用生理溶液的成分** 常用生理溶液成分见附表3-1。

**3.配制生理溶液的注意事项**

(1)蒸馏水要新鲜,最好用重蒸馏水。储藏过久时,使用前需将蒸馏水煮沸一次,以驱除$CO_2$。

(2)配制时要用无水氯化钙。

(3)配制时如有碳酸氢钠或有磷酸二氢钠则必须充分稀释后才可以加入已经溶好的氯化钙中,边加边搅拌,以免产生混浊和沉淀。

(4)含有碳酸氢钠或葡萄糖的溶液,储存的日期都不能过长。

附表3-1　几种常用生理溶液中固体成分的含量(g)

| 溶液成分 | 生理盐水 | | 任氏液<br>（Ringer） | 乐氏液<br>（Locke） | 台氏液<br>（Tyrode） |
| --- | --- | --- | --- | --- | --- |
| | 两栖类 | 哺乳类 | | | |
| 氯化钠（NaCl） | 6.5 | 9.0 | 6.5 | 9.0 | 8.0 |
| 氯化钾（KCl） | | | 0.14 | 0.42 | 0.2 |
| 氯化钙（$CaCl_2$） | | | 0.12 | 0.24 | 0.2 |
| 碳酸氢钠（$NaHCO_3$） | | | 0.20 | 0.1～0.3 | 1.0 |
| 磷酸二氢钠（$NaH_2PO_4$） | | | 0.10 | | 0.05 |
| 氯化镁（$MgCl_2$） | | | | | 0.10 |
| 葡萄糖 | | | 2.0 | 1.0～2.5 | 1.0 |
| 蒸馏水 | 1 000 | 1 000 | 1 000 | 1 000 | 1 000 |
| pH 值 | | | 7.0～7.2 | 7.5 | 8.0 |
| 用途 | 冷血动物 | 温血动物 | 蛙心灌注及其他冷血动物实验 | 哺乳类动物心脏、子宫及其离体脏器实验 | 哺乳动物离体小肠实验 |

## （二）动物实验常用麻醉药的用法与用量

动物实验常用麻醉药的用法与用量见附表3-2。

附表3-2　动物实验常用麻醉药的用法与用量

| 麻醉剂 | 动物 | 给药方法 | 常用浓度/% | 剂量/（mg/kg） | 维持时间 |
| --- | --- | --- | --- | --- | --- |
| 戊巴比妥钠 | 狗、家兔 | 静脉 | 3.0 | 25～30 | 2～4 h,中途补充 5 mg/kg,可维持 1 h 以上,对呼吸、血压影响较小,肌肉松弛不完全,但麻醉稳定,常用 |
| | | 腹腔 | 3.0 | 40～50 | |
| | 豚鼠、大白鼠、小白鼠 | 腹腔 | 2.0 | 40～50 | |
| 硫喷妥钠 | 狗、家兔 | 静脉 | 2.0 | 10～25 | 维持 15～30 min,注射宜缓,以免抑制呼吸。抑制呼吸严重,肌肉松弛不全 |
| | 大白鼠 | 腹腔 | 1.0 | 40 | |
| | 小白鼠 | 腹腔 | 1.0 | 10～20 | |
| 水合氯醛 | 狗、家兔 | 腹腔 | 5.0 | 50～150 | 约 6 h,对血压及神经反射影响小、安全,但肌肉松弛不全,听觉抑制不深,适宜于心血管药物实验 |
| | 大白鼠、小白鼠 | 腹腔 | 5.0 | 50 | |

续附表 3-2

| 麻醉剂 | 动物 | 给药方法 | 常用浓度/% | 剂量/(mg/kg) | 维持时间 |
|---|---|---|---|---|---|
| 乌拉坦 | 家兔 | 静脉 | 20.0 | 750~1 000 | 2~4 h,对心功能影响较小,对呼吸及生理神经反射抑制作用小,毒性小,较安全,但作用弱 |
| | 大白鼠、小白鼠 | 皮下或肌内 | 20.0 | 800~1 000 | |

## (三)不同动物采血部位与采血量的关系

不同动物采血部位与采血量的关系见附表 3-3。

附表 3-3　不同动物采血部位与采血量的关系

| 采血量 | 采血部位 | 动物品种 |
|---|---|---|
| 取少量血 | 尾静脉 | 大白鼠、小白鼠 |
| | 耳静脉 | 家兔、狗、猫、猪、山羊、绵羊 |
| | 眼底静脉丛 | 家兔、大白鼠、小白鼠 |
| | 舌下静脉 | 家兔 |
| | 腹壁静脉 | 青蛙、蟾蜍 |
| | 冠、脚蹼皮下静脉 | 鸡、鸭、鹅 |
| 取中量血 | 后肢外侧皮下小隐静脉 | 狗、猴、猫 |
| | 前肢内侧皮下头静脉 | 狗、猴、猫 |
| | 耳中央动脉 | 家兔 |
| | 颈静脉 | 狗、猫、家兔 |
| | 心脏 | 豚鼠、大白鼠、小白鼠 |
| | 断头 | 大白鼠、小白鼠 |
| | 翼下静脉 | 鸡、鸭、鸽、鹅 |
| | 颈动脉 | 鸡、鸭、鸽、鹅 |
| 取大量血 | 股动脉、颈动脉 | 狗、猴、猫、家兔 |
| | 心脏 | 狗、猴、猫、家兔 |
| | 颈静脉 | 马、牛、山羊、绵羊 |
| | 摘眼球 | 大白鼠、小白鼠 |

## （四）常用实验动物生理常数

常用实验动物生理常数见附表3-4。

附表3-4　常用实验动物生理常数

| 项目 | | 家兔 | 大白鼠 | 小白鼠 | 豚鼠 | 家鸽 | 蟾蜍 |
|---|---|---|---|---|---|---|---|
| 体重/g | | 1 500～3 000 | 180～250 | 20～30 | 300～600 | | 200～300 |
| 寿命/年 | | 4～9 | 2～4 | 2～3 | 6～8 | 10 | 6～7 |
| 性成熟期/d | | 150～240 | 60～90 | 雌35～55；雄45～60 | 雌120～150；雄150～180 | 730 | 1 460 |
| 孕期/d | | 30 | 30 | 20～25 | 60～68 | | |
| 哺乳期/d | | 30～50 | 30 | 25～30 | 30 | | |
| 生育期/年 | | 雌4～5 雄2～3 | 雌1.5～2.0 雄1.0～1.5 | 约1 | 雌3～4 雄2.5～3.0 | | |
| 每年产仔/胎 | | 3～5 | 4～7 | 4～9 | 3～5 | | |
| 每胎产仔/只 | | 1～5 | 5～9 | 2～12 | 1～6 | | |
| 每年产卵/次 | | | | | | 4～5 | |
| 每次产卵/枚 | | | | | | 约2 | 6 000 |
| 孵化期/d | | | | | | 14 | 14 |
| 体温（直肠）/℃ | | 39.0 (38.5～39.7) | 39 (38.5～39.5) | 38 (37～39) | 38.6 (37.8～39.5) | 42.0 (41.5～42.5) | 变温动物 |
| 呼吸频率/（次·min$^{-1}$） | | 51 (38～60) | 85.5 (66～114) | 163 (84～230) | 85 (66～114) | 25～70 (50～70) | 不定 |
| 心率/（次·min$^{-1}$） | | 205 (123～304) | 328 (216～600) | 600 (328～780) | 280 (260～400) | 170 (141～244) | 36～70 |
| 总血量（占体重质量分数） | | 8.7 (7～10) | 7.4 | 8.3 | 6.61 (5.75～6.99) | 7.7～10.0 | 5 |
| 血压（颈动脉平均值） | mmHg | 110/80 | 129/91 | 113/81 | 77/47 | 145/105 | 60/30 |
| | kPa | 14.63/10.64 | 17.16/12.10 | 15.03/10.78 | 10.24/6.25 | 19.29/13.97 | 7.98/3.99 |
| 红细胞/（10$^{12}$·L$^{-1}$） | | 5.7 (4.5～7.0) | 8.9 (7.2～9.6) | 9.3 (7.7～12.5) | 5.6 (4.5～7.0) | 3.20～4.05 | 4.87 |
| 血红蛋白/（g·L$^{-1}$） | | 119 (80～150) | 148 (120～175) | 148 (100～190) | 144 (110～165) | 128 | 80 |

续附表3-4

| 项目 | 家兔 | 大白鼠 | 小白鼠 | 豚鼠 | 家鸽 | 蟾蜍 |
|------|------|--------|--------|------|------|------|
| 单个红细胞体积/μm³ | 61 (60~68) | 55 (52~58) | 49 (48~51) | 77 (71~83) | 131 | |
| 单个红细胞大小/μm | 7.5 (6.5~7.5) | 7.0 (6.0~7.5) | 5.5~6.0 | 7.4 (7.0~7.5) | 6.9~13.2 | |
| 白细胞/(10⁹·L⁻¹) | 9 (6~13) | 14 (5~25) | 8.0 (4.0~12.0) | 10.0 (5~16) | 1.4~3.4 | 2.4 |
| 血小板/(10⁹·L⁻¹) | 280 | 100~300 | 157~260 | 116 | 5.0~6.4 | 3~5 |
| 血液 pH 值 | 7.35 (7.21~7.57) | 7.35 (7.26~7.44) | | 7.35 (7.17~7.55) | | |

## (五)常用实验动物的最大安全采血量与最小致死采血量

常用实验动物的最大安全采血量与最小致死采血量见附表3-5。

附表3-5　常用实验动物的最大安全采血量与最小致死采血量(mL)

| 动物种类 | 最大安全采血量 | 最小致死采血量 |
|----------|----------------|----------------|
| 小白鼠 | 0.2 | 0.3 |
| 大白鼠 | 1 | 2 |
| 豚鼠 | 5 | 10 |
| 家兔 | 10 | 40 |
| 狼狗 | 100 | 500 |
| 猎狗 | 50 | 200 |
| 猴 | 15 | 60 |

## (六)不同种属动物单位体重剂量折算系数

1. 标准动物的体重(kg)等效剂量折算系数法　由表3-6查出设算系数 K,按下式计算:

$$DA = K \times DB$$

DA 为 A 种动物的剂量(mg/只),DB 为 B 种动物的剂量(mg/只)。

附表 3-6　不同动物等效剂量(mg/只)的折算系数 K

| 折算系数 K | | B 种动物 | | | | | |
|---|---|---|---|---|---|---|---|
| | | 小白鼠 20 g | 大白鼠 200 g | 家兔 1.5 kg | 猴 4 kg | 狗 12 kg | 人 70 kg |
| A 种 动 物 | 小白鼠 20 g | 1.0 | 7.0 | 27.8 | 64.0 | 124 | 388 |
| | 大白鼠 200 g | 0.14 | 1.0 | 3.9 | 9.2 | 17.8 | 56 |
| | 家兔 1.5 kg | 0.04 | 0.25 | 1.0 | 2.4 | 4.5 | 14.2 |
| | 猴 4 kg | 0.016 | 0.11 | 0.42 | 1.0 | 1.9 | 6.1 |
| | 狗 12 kg | 0.008 | 0.06 | 0.22 | 0.52 | 1.0 | 3.1 |
| | 人 70 kg | 0.0025 | 0.018 | 0.07 | 0.16 | 0.32 | 1.0 |

2. 等效剂量的直接折算法　附表 3-6 给出了主要参数,不仅可按此计算标准体重的计量,也能直接计算任何种类动物任何实际体重的用药剂量。

(1)对于标准体重的动物:

每只用量(mg/kg) DB=DA·KB/KA

公斤体重剂量(mg/kg) dB=dA·kB/kA

(2)对于任何体重的动物:

每只用量(mg/kg) DB=DA·RB/RA·(WB/WA)2/3

公斤体重剂量(mg/kg) dB=dA·RB/RA·(WA/WB)1/3

KA、KB、RA、RB 由附表 3-7 查找。式中 DB、dB 是欲求算的 B 种动物的每只剂量及公斤体重剂量,DA、dA 是已知 A 种动物的每只剂量及公斤体重剂量,WA、WB 是已知动物体重,RA、RB 是体型系数,可由附表 3-7 查找。

附表 3-7　不同动物的剂量折算系数

| 动物种属 | | 小白鼠 | 大白鼠 | 猴 | 狗 | 人 |
|---|---|---|---|---|---|---|
| 标准体重 | K(剂量折算系数) | 1 | 7 | 64 | 124 | 388 |
| | K(公斤体重剂量折算系数) | 1 | 0.71 | 0.32 | 0.21 | 0.11 |
| 任何体重 | R(动物体型系数) | 0.059 | 0.09 | 0.111 | 0.104 | 0.1 |
| | W(标准体重/kg) | 0.02 | 0.2 | 4 | 12 | 70 |

## (七)动物常用正常生理数据

动物常用正常生理数据见附表 3-8。

附表3-8　常用实验动物正常生理数据

| | 小白鼠 | 大白鼠 | 家兔 | 豚鼠 | 猴 | 狗 | 猫 |
|---|---|---|---|---|---|---|---|
| 寿命/年 | 1~2 | 2~5 | 5~8 | 4~8 | 7~30 | 10~20 | 8~12 |
| 呼吸/(次/min) | 100~200 | 60~110 | 50~90 | 100~140 | 30~50 | 20~30 | 30~50 |
| 心率/(次/min) | 300~500 | 250~450 | 150~220 | 200~280 | 150~240 | 100~240 | 150~200 |
| 血压 | 110/80 | 130/90 | 110/70 | 100/75 | 160/100 | 120/80 | 120/95 |
| 肛门体温/℃ | 37.0±1.0 | 38.5±1.0 | 38.5±1.0 | 39±1.0 | 38.5±1.0 | 38.5±1.0 | 38.5±1.0 |
| 血红蛋白 | 12 | 12 | 12 | 15 | 13~15 | 15 | 12 |
| 红细胞/(百万/mm$^3$) | 9 | 10 | 5~6 | 5 | 6~7 | 4.5~8.0 | 6~8 |
| 白细胞/(千/mm$^3$) | 7~12 | 5~15 | 7~12 | 7~15 | 20 | 8~15 | 9~18 |
| 淋巴细胞/% | 68 | 60~70 | 20~90 | 55~70 | 64 | 20 | 31 |
| 单核细胞/% | 4 | 2.3 | 1~4 | 3~12 | 1 | 5.2 | 4 |
| 中性粒细胞/% | 2 | 22 | 1~3 | 1~10 | 15~35 | 70 | 59 |
| 嗜酸性粒细胞/% | 2 | 22 | 1~3 | 1~10 | 4 | 4 | 5.5 |
| 嗜碱性粒细胞/% | 0.5 | 0.5 | 0.5~10.0 | 0~5 | 0.1 | | |
| 血小板/(万/mm$^3$) | 90 | 50.4 | 40 | 78 | | 32.6 | 25 |

## (八)成年动物的年龄、体重和寿命比较

成年动物的年龄、体重和寿命比较见附表3-9。

附表3-9　常用实验动物的年龄、体重和寿命

| | 小白鼠 | 大白鼠 | 豚鼠 | 家兔 | 狗 |
|---|---|---|---|---|---|
| 成年日龄/d | 65~90 | 85~110 | 90~120 | 120~180 | 250~360 |
| 成年体重/g | 20~28 | 200~280 | 350~600 | 2 000~3 500 | 8 000~15 000 |
| 平均寿命/年 | 1~2 | 2~3 | >2 | 5~6 | 13~17 |
| 最高寿命/年 | >3 | >4 | >6 | >13 | 34 |

## (九)常用动物不同给药途径的常用注射量

常用动物不同给药途径的常用注射量见附表3-10。

附表 3-10　常用动物不同给药途径的常用注射量（mL）

| 注射途径 | 小白鼠 | 大白鼠 | 豚鼠 | 家兔 | 狗 |
|---|---|---|---|---|---|
| 腹腔 | 0.2~1.0 | 1~3 | 2~5 | 5~10 | 5~15 |
| 肌肉 | 0.1~0.2 | 0.2~0.5 | 0.2~0.5 | 0.5~1.0 | 2~5 |
| 静脉 | 0.2~0.5 | 1~2 | 1~5 | 3~10 | 5~15 |
| 皮下 | 0.1~0.5 | 0.5~1.0 | 0.5~2.0 | 1.0~3.0 | 3~10 |

## （十）常用实验动物的最大给药量和使用针头规格

常用实验动物的最大给药量和使用针头规格见附表 3-11。

附表 3-11　常用实验动物的最大给药量和使用针头规格

| 动物名称 | 项目 | 灌胃 | 皮下注射 | 肌内注射 | 腹腔注射 | 静脉注射 |
|---|---|---|---|---|---|---|
| 小白鼠 | 最大给药量 | 1 mL | 0.4 mL | 0.4 mL | 1 mL | 0.8 mL |
|  | 使用针头 | 9（钝头） | 5(1/2) | 5(1/2) | 5(1/2) | 4 |
| 大白鼠 | 最大给药量 | 1 mL | 1 mL | 0.4 mL | 2 mL | 4 mL |
|  | 使用针头 | 静脉切开针 | 6 | 6 | 6 | 5 |
| 豚鼠 | 最大给药量 | 3 mL | 1 mL | 0.5 mL | 4 mL | 5 mL |
|  | 使用针头 | 静脉切开针 | 6(1/2) | 6(1/2) | 7 | 5 |
| 兔 | 最大给药量 | 20 mL | 2 mL | 2 mL | 5 mL | 10 mL |
|  | 使用针头 | 10号灌胃管 | 6(1/2) | 6(1/2) | 7 | 6 |
| 猫 | 最大给药量 | 20 mL | 20 mL | 2 mL | 5 mL | 10 mL |
|  | 使用针头 | 10号灌胃管 | 7 | 7 | 7 | 6 |
| 蛙 | 淋巴囊注射,最大注射量 1 mL/只 | | | | | |

# 参考文献

[1]马剑茵.药理学实验与学习指导[M].杭州:浙江大学出版社,2012.

[2]臧林泉,韦锦斌.药理学实验[M].2版.北京:科学出版社,2016.

[3]张宝来,路莉.药理学实验指导[M].北京:清华大学出版社,2020.

[4]周玖瑶,曾南.药理学实验[M].北京:中国医药科技出版社,2015.

[5]崔燎.药理学实验教程[M].北京:科学出版社,2011.

[6]周红,魏敏杰.药理学实验指导[M].北京:中国医药科技出版社,2016.

[7]李卫平,张莹.药理学实验及学习指导[M].北京:人民卫生出版社,2019.

[8]龚国清.药理学实验与指导[M].4版.北京:中国医药科技出版社,2019.

[9]徐寒梅.抗肿瘤药物药理学实验指南[M].北京:中国医药科技出版社,2015

[10]陈建国,吕延杰.药理学实验指导[M].北京:人民卫生出版社,2016.

[11]王鑫国.中药药理学实验教程[M].2版.北京:中国中医药出版社,2017.